THE HEALING POWER OF SOUND

なぜ音で治るのか？

音と波動が持つ、
驚くべき治癒力

ミッチェル・ゲイナー 医学博士
Mitchell L. Gaynor

増川いづみ 監修　　神月謙一 訳

ヒカルランド

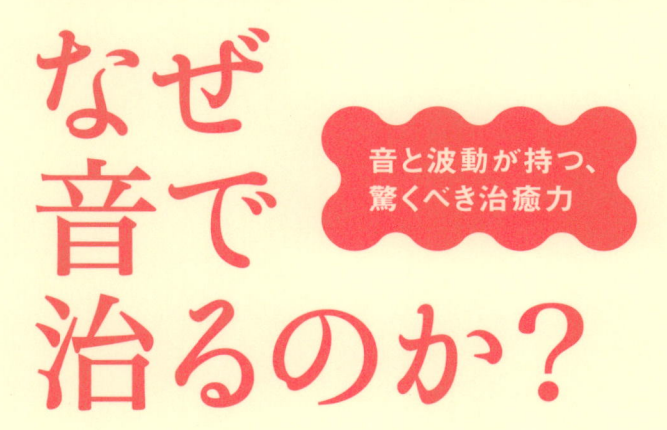

「本書は医学とヒーリングに革命を起こすだろう」

——医学博士 クリスティアン・ノースロップ

「ミッチェル・ゲイナー博士は
未来の医療をつくっている医師の一人だ」

——医学博士 ラリー・ドッシー

『癒しのことば——よみがえる「祈り」の力』（森内薫訳、春秋社、1995年）
および『*Healing Beyond the Body: Medicine and the Infinite Reach of the Mind*
（身体を超えた癒し——医療と心の無限の影響力）』の著者

「この本のテーマは、
リズムとハーモニーによる命のヒーリングである。
本書を読めば人生のオーケストレーションが学べる」

――医学博士　バーニー・シーゲル

『奇跡的治癒とはなにか――外科医が学んだ生還者たちの難病克服の秘訣』
（石井清子訳、日本教文社、１９８８年）の著者

1991年以来、ミッチェル・ゲイナー博士は、音楽、発声、呼吸、瞑想の手法を統合することによって、重症患者の治癒に驚くべき成果をあげてきている。この本では、命に関わる病気と闘っている人から、日常生活のストレスの軽減を求めている人まで、誰もが使える、音を基本にした自己治癒の技法を提示している。

これまで、多数の研究によって、音楽が健康に良い影響を与えることが証明されてきた。この本には、呼吸、瞑想、声などを使って、緊張を緩和し、感情を解放し、治癒を促進する12のエクササイズが収められている。これを実行すれば、誰でも、健康と生活の質を向上させることができる。

おことわり（免責事項）

本書で取り上げた事例は、患者に病歴を使用する許可を得たものである。患者のプライバシーを保護するために、名前を変え、出来事を入れ換え、複数の人の話を混ぜ合わせ、個人が特定できる特徴を変更してある。また、本書に書かれている手法は、決して専門的な治療の代わりではない。なぜなら、病状には個人差があるので、医師が個別の状態を診断し、すべての健康問題を管理する必要があるからである。詳細な説明を受けた上で判断をすることが可能な、最良の医療機関を探すことを強くお勧めする。

なぜ音で治るのか？　目次

序章

心身をハーモニー（調和）へと導く音の周波数

第1部 宇宙のシンフォニーで身体の不調を癒やす

第1章 サウンドエッセンス――音による癒やしについて

第2章
美の中に浮かぶ――ホメオスタシス、ハーモニー、同調化

第2部 心と身体と魂のチューニング

第5章 サウンド・ボディ――完全な健康を手に入れる

第3部　治癒の新しいかたちへ

第8章　心の小部屋を探索する——直観と治癒の結合

第9章

サウンド・シンセシス——心と身体と魂を統合する新しい医学へ

装丁 坂川事務所
校正 麦秋アートセンター
翻訳協力 株式会社トランネット

序　章

心身をハーモニー（調和）へと導く音の周波数

シンギングボウルとの出会い

1991年、私はニューヨーク病院［注：現在のニューヨーク長老派教会病院］の同僚の医師に依頼されて、新しく集中治療室に入った患者を診察した。そのウーセルという患者に私はすぐに引き付けられた。彼は30代後半のチベット人の僧侶で、もの静かで穏やかな話し方の男だったが、彼の優しさと謙虚さには悲しみを帯びた禁欲主義が感じられた。ウーセルは拡張型心筋症という難病にかかっていた。拡張型心筋症は心臓が拡大する病気で、多くの場合は鬱血《うっけつ》性心不全に至る。この命に関わる病気の患者の多くがそうであるように、彼は進行性の貧血になっていて、病状は極めて悪かった。緊急に心臓移植が必要だったが、適合する臓器提供者が見つからなかった。

私は血液学的な診断のために呼ばれていたので、一連の検査を行い、貧血と闘うための薬物治療を開始した。同時に、私は感情や精神のレベルで起こっていることが人間の生理に影響するという、心身科学者が研究を進めている考え方を支持していたので、ウーセルにこれまでの経験や生い立ちについて話してくれるよう頼んだ。

1950年に中国の軍隊がチベットに侵攻した後、幼い彼は両親と兄と共に生まれ故郷のチベットを脱出した。彼は、家族が難民としてインドで経験した混乱と貧困について、心が焼かれるような感覚を今のことのように話した。一家はその日暮らしで、食べ物を買うお金すらないほどだった。彼が3歳のとき、両親は彼と兄を孤児院に預けることを決めた。子供たちが飢え死にするのを見るよりもましだと考えたのだ。親に見捨てられた感覚や、別れを告げて去って行く母と父を大きな声で呼んだ様子を彼が語るとき、長い歳月を経ても彼の苦痛は全く癒えていないことがわかった。

孤児院はチベットの僧侶によって運営されていたので、彼は僧侶になるべくして育てられ、仏教とチベット文化を学んだ。彼はまた非凡な芸術家でもあった。私は彼の描いた曼陀羅《まんだら》を見て、その緻密《ちみつ》さと美しさに感動した。しかし、彼の心は両親との離別の悲しみのためにずっと閉ざされていた。貧しい両親は年に一度しか会いに来ることができなかった。両親が孤児院を去るときはいつも、最初に置いて行かれたときと同じ、身を切られるようなつらさを感じたと彼は語った。

彼の苦悩は、チベットが中国の過酷な支配から自由になる希望が全くないという押しつぶされるような感覚によって、さらに深刻になっていた。私は次第に彼の禁欲主義が暗い絶望のふちから生まれていることがわかってきた。それは、仏教徒が会得しようとする無執着のための禁欲主義ではなく、むしろチベットの未来に関する深いペシミズムに根ざしたものだった。

私がウーセルに会って最初に感じたのは、彼の心臓の重篤な症状は、同じように重い精神的苦痛が身体に現れたものだということだった。彼の生い立ちを聞いて私の印象が間違っていなかったことがわかった。私にできることは彼の身体症状への対処だった。ウーセルは薬物療法によく反応し、まもなく退院できるほどに回復したと彼自身が思うようになった。しかし、私にはウーセルの病気がはるかに根深いものだということがわかっていた。彼の苦しみは文字どおり壊れた心に原因があるのだ。私の医学的治療はそれなりに有効ではあったが、彼の奥底にある傷を癒やすことはできなかった。

ウーセルは瞑想《めいそう》の中に生きてきたチベット仏教の僧侶であり、私が他の患者に施術していたようなヒーリングを行うのは僭越《せんえつ》に感じられた。それでも、私は長時間、彼と幼少期の体験について話をし、できる限りの方法で自分の心配を伝えた。そのころ、同僚の1人がウーセルに私の「エッセンス誘導イメージ療法」［注：原文のESSENCEは、Experience＝経験、See＝見る、Surrender＝委ねる、Empower＝能力を高める、Nurture＝育む、Create＝創造する、Embody＝具体化する、の頭文字を合わせたもの。この療法については、同じ著者の『Healing Essence: A Cancer Doctor's Practical Program for Hope and Recovery（エッセンスを癒す――がん専門医による希望と回復のための実践的プログラム）』で詳しく紹介されている］について話した。ウーセルは私にやり方を教えてほしいと言った。瞑想を実践して生きてきた僧侶に誘導イメージ療法のテクニックを教えることには少し不安があったが、私はためらいを感じながらも承諾した。彼がずっと行ってきた瞑想とずいぶん違っていたが、ウーセルはこのイメージ療法を気に入ってくれた。そして、彼が子供のころから背負ってきた悲しみの重荷が軽減されたのが私には感じられた。

次の週、ウーセルが私の診察室を経過観察で訪れたとき、彼はチベットのダールというベルに似た金属製の筒をくれた。私は、思いがけない貴重な贈り物に深く心を動かされ、ダールが生み出す音に魅了された。私はすでに西洋と東洋のさまざまな精神的修練についての研究を始めていたので、ウーセルに子供のころに修道院で習ったチベット仏教のチャントを少し教えてくれないかと頼んだ。

数日後、彼が私のアパートを訪ねて来たとき、彼の宗派の僧侶が普段のチャントや瞑想に使う、チベットのシンギングボウルを手に持っていた。

私たちは靴を脱ぎ、リビングルームの床にあぐらをかいて座った。ウーセルは小さな木の棒を取り出すと、ちょうどワイングラスの縁を指でこするように、棒をボウルの縁に沿ってそっと動かした。すると、窓の外から聞こえていたニューヨークの街の喧噪《けんそう》がふっと消え、この世のものとは思えない神秘的なボウルの音が私たちの周りの空間を満たした。それは強いビブラートを伴った深く豊かな音色で、私がこれまでに聞いたどんな音にも似ていなかった。私の気分は高揚し、目から喜びの涙があふれた。音の振動は身体の中を響き渡り、私という存在の中心を震わせ、自分が宇宙と一体になったように感じられた。シンギングボウルをもっと深く研究することを、そのとき意識して決めたわけではない。選択の余地などないも同じだった。私は、ボウルの響きが、私の人生を、そして多くの患者の人生を変えるだろうとすぐに直感したのだ。

メディカルスクールでは教えてくれないこと／1人の医師の目覚め

私がテキサス州ダラスの医学生だったころ、誰かに、「きみはやがて患者にシンギングボウルの使い方を教えることになるだろう」と言われていたら、その人のことを頭が変だと思っただろう。それが、15年しかたっていない今、かのストラングがん予防センターの私の診察室には、25センチほどの美しい水晶のクリスタルボウルが堂々と置かれている。私はその病院で腫瘍科・統合医療プログラムの責任者を務めているが、クリスタルボウルは、腫瘍科と内科の多忙な仕事の中で重要な役割を果たしている。私もかつては、がんやその他の病気の治療に通常の治療法しか用いなかったが、今では、チャントと化学療法、ビジュアライゼーションと放射線治療が、相反するものとは考えていない。実は全く逆だ。私はホリスティック医学として知られるようになってきたものを公に支持している。ホリスティック医学とは通常医療と相補医療を組み合わせたもので、相補医療にはハーブや藻類などの栄養補助食品、鍼治療、エネルギーヒーリングなどが含まれる。気付いた人もいるだろうが、私はこうした療法を「代替」ではなく「相補」と呼んでいる。以前から、私は通常医療以外のホリスティックアプローチを、潜在的なオプションではなく、必要なものとして取り入れてきている。私の患者の治療や看護にはホリスティックアプローチが欠かすことはできない。

私のかなり革新的な治療の枠組みを知ると、ちょっと変わった医者だと言う人がいるかもしれない。だが、必ずしも一方が主で一方が従であるという考え方をする必要はない。私は、アメリカで最も厳しく競争が激しい教育機関の1つである、テキサス大学のサウスウェスタン・メディカルスクールで学んだ。そこでは、クラスでの順位と成績評価の平均値が小数点以下3桁まで計算される。私は優秀な成績を収めたので、修了後はニューヨーク病院にインターンとして勤めることになった。ニューヨーク病院はコーネル大学メディカルスクール付属の権威ある教育病院だ。その病院で最終的に血液学と腫瘍学の臨床研究員になった。後に1年間をロックフェラー大学で分子生物学の博士研究員として過ごし、ニューヨーク病院のチーフレジデントに就任して訓練期間を終えた。別の言い方をすると、西洋医学で考え得る最上の基礎教育を受けたということだ。そのおかげで私は20世紀の最後の10年に医学が提供し得る最先端の救命技術について確固とした基盤を身につけた。

しかし、何かが欠けていた。それは、1人の人間として治療してもらいたいという患者の願いを満たす、心理的でスピリチュアルな何かだった。私がこの欠落感を最初に感じたのは、医学生として指導医が教えるすべてのことを吸収しようと一生懸命だったときだ。ローテーション研修で行っていた忙しい地方の病院で、患者たちは時々医療スタッフのジョークの対象になっていた。たぶん、ユーモアは、生死に関わる対応を求められる仕事にとっての解毒剤だったのだろう。しかし、私たち学生は、感情を切り離すように指導されているという感じを強く持った。患者と長く話しすぎるといって叱《しか》られた。患者に「深く関わりすぎて」悲しみを感じたり同情したりすることを批判された。反対に、感情を切り離して速やかに患者の処置を終えると、手際が良くて能率的だと褒められた。

感情を持たないことがメディカルスクールで教えられた模範だという言い方をするなら、その傾向はインターンや研修の期間にはさらに支配的になった。重視されていたのは、ほとんど情報と知識だけだった。何件の論文を引用できたか？　最新の正確な情報と数字を覚えていて、聞かれたら答えることができるか？　ある研究について話をされたら最新の統計データを挙げられるか？　そんなことばかりだった。

患者の身になって考えるように勧めた医師は1人もいなかった。私たちが治療する患者は、男性も女性も、人間というより症例として扱われていた。彼らが豊かな人生経験を持っていることは全く顧みられなかった。患者にも、それぞれの苦悩や喜び、不安や希望、過去のトラウマや未来の希望があるのに。私たちは、症状の奥に潜んでいるかもしれない病気の原因については考えないように指導された。考えるべきなのは、家族歴、病原体、環境要因など、因果関係が明確なことだった。どういう心身の問題があって患者がその病院のベッドに横たわることになったかに関係なく、私たちが関わるのは、病気の症状と診断と治療法だけなのだ。

患者と距離を取ることを要求する医学界の文化と、患者にもっと深く関わりたいという自分の気持ちとの間で、私は毎日もがいていた。おそらく私の考え方は、幼いころに母ががんで死んでいくのを見ていたことに影響されていると思う。私は苦痛と喪失について知っていた。生きる意志について、生き延びるために闘い続ける衝動について、考え得る治療手段が尽きてしまったとき、諦めて悲しみに沈むしかないことについても、私は知っていた。私は自分が治療している人についてもっと知りたかったのだ。その人にとって大切なことは何なのか？　何をしている人なのか？　病院でのラベルである「がん患者」以上の何者なのかを。

学士課程時代に興味を深めたのは世界の宗教や哲学だった。私はほとんど毎日瞑想をするようになった。試験勉強をしたり論文を書いたりするときに、深い呼吸をし、落ち着きを保つ方法を、瞑想を通じて身につけた。瞑想の習慣によって私の集中力は高まった。もっと深いレベルでは、自分は独りぼっちではなく宇宙の一部だということを実感する貴重な瞬間が得られた。私はテキサスの北西部にあるプレーンビューという小さな町で子供時代を過ごしたので、初めて家を離れて大都市に住んだ学士課程のころは、その感覚に心が慰められた。

メディカルスクール時代と卒業後の訓練期間は、時間の制約が厳しくて瞑想の習慣を諦めざるを得なかったが、瞑想が、少なくとも気分を落ち着かせ、リラックスさせてくれるのを、私は自分の体験から知っていた。また、瞑想は、悪心嘔吐《おしんおうと》を含む化学療法の最も悪い副作用の緩和に役立つことが研究によって実証されていた。しかし、私が尊敬する内科の教授は、リラクセーションのテクニックや瞑想を使うことを決して推奨しなかった。

私がポストレジデントのときに指導医だった経験豊かながん専門医が、冷酷な診断をたびたび患者に告げるのを見るうちに、私の不満は絶望に近づいていった。例えば肺がん患者にこう言うのだ。

「おそらく、髪の毛が抜け、吐き気がし、嘔吐するでしょう。身体のだるさを感じる場合もあります。それから、輸血が必要になるでしょう。しかし、あなたのタイプのがんの場合、統計では3、4カ月しか生存できないことがわかっています。2週間以内に化学療法を始めるための診察をします」

患者がそうした告知を聞いて混乱し、うろたえるのは当然の反応なのに、彼らのような聡明で高い技術を持った医師がそれをシャットアウトしているように見えるのは、私には信じ難いことだった。がんと診断されることはそれだけでひどく恐ろしいことだ。その上、患者は、つらい副作用を伴う可能性がある治療を覚悟し、どうなるかわからない未来を受け入れることを強いられる。それなのに、患者の精神的重圧や苦痛を和らげるものは何も提供されない。医者は、患者にとって、突然、生殺与奪の権を持った存在になるのに、十分な思いやりが感じられないのだ。そのとき私はすでに気付いていた。医師たちが放射線治療や化学療法や骨髄移植について話し合っている間、もっと深く、もっと大切な多くの言葉が語られずにいることを。

私にはメディカルスクールで出会った忘れられない患者がいる。その患者は整形外科医で、転移性の肺がんにかかっていた。つまり、がんが原発巣から身体の他の部位に広がっていたのだ。彼は頑固で傲慢な男で、医学の学位によって得た権威に悦に入っているのは誰の目にも明らかだった。それが突然、立場が逆転した。他人には厳しく、我の強いその男は、病院のベッドに力なく怯えて横たわっていた。絶望的な目で主治医の顔を窺《うかが》い、安堵《あんど》や希望につながる徴《しるし》がないか探していた。彼は自分にそんな運命が降りかかったことが信じられず、抑えようもなく泣いた。「何でぼくがこんなことになるんだ」と彼は何度も繰り返した。「ぼくが何をしたって言うんだ」

彼の苦しげな問いかけは、私が他の多くの患者から投げかけられた問いと全く同じだった。共通するのは、病気になった原因は自分にあるというゆがんだ発想だ。つまり、何か非常に悪いことをしたとか、人をひどく傷つけたために、残酷な罰を与えられたと考えるのだ。セラピストや精神科医がやって来てサポートしようとするが、彼らが注意を向けるのは、たいていもっと具体的な問題だった。誰が家族の面倒を見るんですか？　髪がなくなった後どんなふうに見えるか心配ですか？

そういったことは確かに話す価値があるだろう。しかし、メンタルヘルスの専門家ですら、もっと深い、精神や魂の世界に踏み込むことを避けていた。

私は、誰もが気楽にできる方法で、患者の心の痛みを和らげたいと思っている。患者が悲しみや恐怖について話すときは、それに耳を傾けようとした。患者が明らかに必要としている安らぎや思いやりを与えられるように懸命に努力した。しかし、患者に瞑想やビジュアライゼーションを教えることを決めたのは私の功績ではない。全く逆だ。こうした方法を信じるように教えてくれたのは私の患者たちだった。

驚くべき回復の秘密／「ヒーラー」の存在

私は奇跡的な回復をした患者の記録を付け始めた。私が主治医として初めて診察した女性、ドナは転移性の乳がんで、死が近いように見えた。顔は青白く灰色で、体力は衰えていてほとんど歩けない状態だった。ところが、初診から数週間たって診察室に現れた彼女は、口紅をさしていてきれいだった。顔色は大きく改善し、生き生きとしていた。私はその変貌に驚いて、何をしてそんなに変わったんですかと彼女に聞いた。「エネルギーヒーラーに診てもらったのです」と彼女は答えた。詳しいことを聞こうとしたが、彼女はヒーラーが行ったことについて何も本質的なことは答えられなかった。だが、効果は明らかだった。ドナは週を追うごとに良くなっていった。

おそらく彼女がその男性を信じているからだろうと私は思った。そのためにヒーリングが成功したのだろうと。

その後、1人の転移性の肺がん患者が私のところに紹介されてきた。彼はベトナム戦争で銀星章と名誉戦傷章を授与されたパイロットで、チャールズと言った。チャールズはあらゆるがん治療を受けてきていたが、何一つがんの進行を止められなかった。容体は悪く、ベッドに寝たきりだった。私は彼の奥さんに、末期症状に対応できるようにホスピスへの入所の準備を勧めた。不思議なことに、その後、彼の状態は一変した。死期が遠のいたばかりでなく、転移性腫瘍の成長が止まったのだ。チャールズの体力はベッドを離れられるほどに回復し、日常生活を送ることができるようになった。まもなく彼は化学療法を再開し、それほど時間がたたないうちに仕事に復帰した。

またもや驚くべき変化を目《ま》の当たりにして、私はこの奇跡のような出来事の理由を尋ねた。「先生は信じないでしょうが」とチャールズは恥ずかしげに言った。「妻がヒーラーを呼んだのです」。私はチャールズは長くもって1、2週間だろうと思っていたが、それから4年以上生きた。その間ずっとヒーラーの治療を受けていたのだ。

私はドナとチャールズによって探究心を刺激され、彼らを治療したヒーラーと連絡を取る許可を得た。メディカルスクール時代に、私は、人間は病気を機会に自分の生についてより深く考えることができるのかもしれないと感じたことがあった。ドナやチャールズのヒーラーや、その後話をした他のヒーラーたちは、私の考え方が正しいことを裏付けた。彼らは皆同じことを語った。人間は、不安や自分へのあわれみや罪悪感を手放して、真の自己をより深く実感するべきだと。

　彼らの考えに動かされて、私の東洋哲学への興味が再燃した。私はまた、1日に20分でも時間を見つけては瞑想を始めた。その後、非常に幸運なことに、別の患者を通じて真に才能のあるヒーラー、マサヨシ・ヤマグチ（山口正芳）に出会うことができた。彼は元ミュージシャンで、気功師をしていた。私を彼に紹介してくれたのは日本人女性のヒロコだった。彼女は遺伝型の大腸がんで、がんは肝臓に転移していた。私のところに来るまでに、2人のがん専門医から余命が1、2カ月しかないと告げられていた。2人の医師は共に、今の時点でできることは、痛みを緩和するために24時間モルヒネを処方することしかないと言ったという。そして、がんは避けられない経過をたどり、やがて彼女の器官は機能を停止すると。

　ヒロコの夫が裕福な実業家だったので、彼女は日本からはるばる私の診察を受けに来たのだった。カルテだけに基づいて判断するならば、私は間違いなく日本の2人の医師に同意していただろう。しかし、何か驚くべき、不思議なことが起こりつつあった。彼女の病状は、ゆっくりだが着実に改善していたのだ。私の診察室を訪れたとき、彼女は、腫瘍を縮小して痛みを緩和するための化学療法が始められるまでに回復していた。

　ヒロコの改善の原因は、彼女がヤマグチの治療を受けていたという事実以外に考えられなかった。ヤマグチは、ニューヨークで月に1週間、彼女の家に泊まり込んで治療を続けていた。ヤマグチは、私と何度も話をする中で、自分の療法は、呼吸法、瞑想、太極拳、誘導イメージ療法、運動を組み合わせたものだと言った。大切なことは、健康と幸福を増進するために、人間の生命エネルギーを全身に行き渡らせる方法を習得することだという。私はすぐにヤマグチの考え方を自分の治療に取り入れた。結果は、驚くべきものと言う他はなかった。

普通ならば病気で衰弱していたはずの患者が、家族とかけがえのない時間を過ごし、定期的に仕事に行けるようになる。また、心理的、精神的に大きな飛躍を遂げて、その結果、医学的な統計が予測するよりもはるかに長く生きられた患者もいる。ヒロコはそういう患者の1人だった。ヤマグチの献身と独特な療法のおかげで、ヒロコは、本来なら4週間で彼女を死に追いやったはずのがんを抱えたまま、3年間生きたのである。

ウーセルとシンギングボウル

私は、患者がそうした変化を遂げるのを現実的にかつ確実に支援するヒーリングの方法を探し始めた。模索の転機はウーセルに出会ったときに訪れた。初めてシンギングボウルの音に包まれた体験があまりに素晴らしかったので、私はシンギングボウルに関して知り得ることすべてを学びたくなった。ウーセルは私をチベットの物産の専門店に案内し、ボウルをいくつか選ぶのを手伝ってくれた。私は、そのうちの少なくとも1つを、毎朝、日課の瞑想の一部として鳴らし始めた。驚くほど短期間で、私は以前よりもストレスに強くなったのがわかった。争いを避けるのが容易になり、ちょっとしたことでイライラすることがなくなった。

ウーセルは私の模範であり理想像だった。彼は与えること、教えることを決して止めず、いつも自分よりも他人の欲するものを気遣う人間だった。病状が非常に悪いときでさえ、看護師や医師や、たまたま訪ねてきた人にすら、画家並みの出来ばえの肖像画を描いて嬉しそうにプレゼントしていた。

私は、人生で出会う人すべての気持ちをより考えられるようになり、患者が感情的に求めているものや、患者の病状が直感的にわかるようになってきた。患者は、医者と交流する機会を持ち、心のサポートや医療技術の最新の進歩について話すことを喜んでいるように思えた。そのころ、私はすでに、誘導イメージ療法、瞑想、深いリラクセーションのためのエクササイズ、栄養バランスの取れた食事療法などを患者に勧めていた。それらすべては、がんやその他の病気に対するホリスティックなアプローチに欠かせない要素だった。そして、シンギングボウルは私が全く新しい世界に入って行くドアになった。音と音楽のヒーリング効果の世界だ。

「チャント」によって「エッセンス」を実感する

東洋の宗教についての本を読んでいくうちに、西洋におけるスーフィー教団の代表である、ピア・ヴィラヤット・イナヤット・カーンに強く興味を引かれた。彼の父親、ハズラット・イナヤット・カーンは、20世紀の初めに、この謎に包まれた神秘的なイスラム教の一派の教えをアメリカに伝えた人物だ。当時、ハズラット・イナヤット・カーンはインドではすでに高名な音楽家だったが、宗教の師がスーフィーの教えを西洋に広めるために彼を選んだのだ。「旅立て……そして人々の心を聖なるハーモニーに調和させるのだ」と師は彼に命じた。ハズラット・イナヤット・カーンは、人間の精神、私たちと宇宙とのつながり、そして音と呼吸を使って健康と癒しを促進する方法について、未来を見通した詩的な文章の数々を残した。

スーフィズムの特徴は、深い呼吸とチャントの重視である。実際、スーフィーで音と音楽を表すghiza-i-ruh（ギザイルー）は「魂の栄養」という意味である。私たちが声や楽器で一つの音を出すときに発生する、基本となる音の周波数の倍数の周波数で鳴る音を倍音というが、倍音が聞こえるように母音を発声するのがスーフィーの儀式の本質的な部分だ。事実、ピア・ヴィラヤットは「音の真のヒーリングパワー」は倍音のチャントから生まれると言っている。

ロシアの哲学者G・I・グルジェフは「エッセンス（essence）」という言葉を私たちの究極の自己や魂を表すために使った。私はその言葉が、「宇宙と一体となって変わることもなく、さかい目もない、無限の自己」を意味することだと理解できるようになった。エッセンスは、それだけで全体であると同時に、社会や宇宙として統合された全体でもあるのだ。

東洋の宗教的流派や西洋の哲学的流派の多くは、1つの同じ精神的状態を認めている。アートマン、ブラフマン、単一意識、絶対意識、超越的自己など、呼び方はさまざまだ。その中では、私たちはもはや「感情」、「精神」、「自己」、あるいは限定されたどんな精神的、肉体的実在とも一体ではない。私たちは個人を超越した段階へ移るのである。そこでは、他者や、宇宙あるいは「絶対的なもの」と一体になり、個別の実体としての自己は溶けてなくなる。それは、意識が曖昧になるとか外の空間へ流れ出すという意味ではない。自己の「エッセンス」を実感するときこそ、確固として存在し続けることができるという逆説的な状態なのである。

シンギングボウルを奏でることに夢中になればなるほど、私は、自分の「エッセンシャル」な自己が、ますます、私を取り巻く環境や、家族や、出会った人々と共鳴するのを感じるようになった。そして、もう1つの要素を取り入れると、効果は一層大きくなった。スーフィーやその他の東洋文学で知った、母音によるチャントである。

フランスの医師である医学博士アルフレッド・トマティスは、聴覚と音の分野での革新的な研究と臨床活動を認められ、フランス医学アカデミーおよび科学アカデミーの会員に選ばれているが、彼に関して有名な逸話がある。1960年代の後半、南フランスのベネディクト会の修道院で、多くの修道士が同じ病気にかかった。その症状は類例がなく、診断がつかないように思われた。修道士たちは原因不明の疲れに襲われ、日々の勤めもできなかった。それまでに彼らを診察したどの医師も、この謎の流行性疲労の原因がわからなかった。事実、修道士たちに菜食主義の習慣をやめさせて肉を食べさせるという提案は、状況を悪化させただけだった。

トマティスは修道院に招かれて、その病気に関する意見を聞かれた。彼の文章によれば、「修道士90人のうち70人が、自分の部屋で濡れたぞうきんのようにぐったりとしていた」。彼らを診察し、病歴を聞き取った後で、トマティスは問題の原因と考えられるものを発見した。1960年代の半ば、カトリック教会は第2バチカン公会議でさまざまな改革を決定した。その後で修道院に赴任した若い修道院長が、グレゴリオ聖歌を毎日6〜8時間歌うという伝統的な儀式をやめて、その時間をもっと有意義なことに使うようにと修道士たちに命じたのだった。「音のアインシュタイン」と呼ばれていたトマティスは、聖歌が「意識野を覚醒させる」ことで修道士たちにエネルギーを与える機能を果たしていたのだと、すぐに推測した。彼は聖歌の再開を提言した。5カ月もたたないうちに、修道士たちは倦怠感《けんたい》から完全に回復し、その日課にはほんのわずかしか睡眠時間がなかったが、通常の日課に戻ることができた。

トマティスは、メロディーラインがシンプルで、テンポがなく、長くゆっくりとした呼吸を特徴とするグレゴリオ聖歌は「素晴らしいエネルギーフード」だと言っている。聖歌を歌うこと以外は厳格で質素な生活を送る修道士たちに、精神的、感情的な滋養を与えていたことは明らかだった。トマティスが経験したこの記述を読んでいて、私は自分の患者のことを思い出した。患者は、過酷で、時には苦痛を伴い、常に不安を駆り立てられる現代医学と向き合わなければならない。それには、しばしば、規律が厳しい施設である病院への入院が含まれる。何らかの形の精神的な支えがなければ、がんやその他の病気に向き合う人々は、しばしば、孤独や混乱や恐怖を感じながらも、1人で病と戦わなければならないのである。実際に、私は、病院の待合室やベッドで、感情をなくしてぐったりとした数多くの患者を見てきた。彼らの気持ちを考えると、私はトマティスが記した、日々の暮らしに「エネルギーフード」を取り戻す前の修道士たちのことを思い出すのだ。

私は、自分の患者のための「エネルギーフード」を見つけたかったが、患者にグレゴリオ聖歌の歌唱法をマスターしてもらうことは期待できなかった。グレゴリオ聖歌を歌うためには、最低でも4年間それに専念して訓練しなければならない。私は、もっと現実的な解決策がbija（ビジャ）マントラにあることを思いついた。ビジャマントラは、サンスクリットの1音節の単語7つで構成されていて、7つのチャクラに対応している。チャクラとは身体の中のエネルギーの中心を意味し、ヒンドゥー、スーフィー、その他の東洋哲学の本質的な部分だ。

スーフィーでは特定の聖なる属性を母音に割り当てていて、それぞれが体内のエネルギーの中心であるチャクラに、次のように対応している。

LAM（ラム）――根底（鼠蹊《そけい》部）
VAM（ヴァム）――丹田（へそと恥骨の間）
RAM（ラム）――太陽神経叢《そう》（みぞおち）
YAM（ヤーム）――心臓
HAM（ハム）――喉
OM（オーム）――眉間（第3の眼とも言われる）

すべての音（自然の中にあるすべての音の周波数を含む）――頭頂（多くの精神的指導者は、ここが魂が出入りするスポットだと考えている）

これらのマントラは黙想によく使われるが、意識を集中し、心を穏やかにするのを助ける基礎的な音である。発音しやすく、覚えやすいので、ボウルの音に合わせてチャントするプロセスへの優れた導入になる。次に、私は音についての実験を始めた。母音と音節の組み合わせをできる限り拡張して、より長い「マントラ音」のリストを作った。そのリストを基に、私と患者は、自分だけのライフソングと思えるものを作り出すことができた。

私は、1人でこうした音のテクニックを開発し、それを患者に教えたのだが、やがて驚くべきことを実現できるようになった。患者たちが、たった数回のセッションでものの見方を変えられるようになったのだ。通常、音を含まないリラクセーションのテクニックでは、そこまで到達するのに1、2年はかかる。しかし、患者たちは、過酷ながん治療を受けながらも、創造的で喜びに満ちたプロセスに集中し、身体の痛みと心の苦しみを止めどなく予想し続けることから自身を解放できた。彼らは最も深い自己を表現し、それを超越する新たな方法を見出した。厳しい治療のただ中で、がんの心理療法医であるローレンス・ルシャン博士の言葉を借りると、文字どおり「歌うべき自分の歌」を見つけていったのである。

私は、線維筋痛症で治療をした1人の女性を思い出す。線維筋痛症は身体のさまざまな部位に慢性的な痛みを生じる難治性疾患である。アニタは40代前半の会計士で、肩と両腕に激しい痛みがあったが、通常の鎮痛剤は全くと言っていいほど効果がなかった。私が最初に、痛みを和らげるためにチャントとボウルの演奏を試してみませんかと言ったとき、彼女は気が進まない様子だった。彼女は私の提案を「そういうのは苦手なんです」とあっさり断った。その上、いつも家族に「音痴」とからかわれてきたので、音楽の能力が必要なことはすべて怖いのだと話した。

しかし、最後には絶望感が疑念に勝った。アニタは、私が誘導ビジュアライゼーションを行っている間に、少なくともボウルの演奏とチャントの実験をしてみることに同意した。セッションを開始してわずか数秒でアニタの自己意識は消え去った。チャントがボウルの振動に同調するにつれて、彼女の声は大きく明瞭になり、顔にはそれまで私が見たことがない安らぎの表情が浮かんだ。セッションを繰り返す間に、彼女の中でチャントの心地よさが増していき、彼女自身のライフソングを作るまでになった。5、6回のセッションの後、アニタは、ボウルを演奏すると必ず肩の痛みが完全に消えることを理解した。痛みのない状態はセッションの後何時間も持続するようになった。

アニタは他の生活の変化にも気付いた。上司との関係が改善し、1年以上話をしていなかった姉と和解したのだ。このような予期していなかった結果に促されて、彼女は家でもその習慣を続けられるようにと自分自身のボウルを買った。アニタはボウルが生み出す豊かな音色を毎朝出勤前に聞き続けている。痛みは、以前とは違って、もはや意識のすべてを占めてしまうものではなくなった。アニタにとって日々の生活の質は想像できなかったほどに向上した。彼女は今、ついに本当の人生を生きていると感じている。

サウンドヒーリング／3つのテクニック

シンギングボウルを使うことは、音によってヒーリングを促進する方法の一例に過ぎない。本書では、身体と同時に心にも良い影響を与える次のような方法について説明する。チャント、音楽を聴くこと、ベル／ハンドシンバル／ウィンドゴング／ドラム／ホイッスルなどの演奏、トーニング（母音を発声して身体の振動を変化させること）。これらの方法はすべていくつかの基本原理において共通している。その中で最も重要なのは、本来、音には、調和へと向かう性質があるという原理であり、研究者たちもそれが普遍的であると認めている。

同じ部屋に2つのメトロノームがあって、別のリズムを刻んでいる状況を考えてみてほしい。やがて2つのメトロノームは互いに同調し、自然に同じリズムを打つようになるだろう。ピア・ヴィラヤット・イナヤット・カーンは、声がどうして私たちを宇宙と調和させるのかを記しているところで、この、同調として知られている現象を、次のような詩的な言葉で説明している。

「声帯から生み出された音が宇宙の振動ネットワークとチューニングできる能力を持っているならば、それは、音が人を宇宙のシンフォニーとリンクさせるからである」

以前から、私は、病気は身体の中のハーモニーの崩壊、つまり細胞の中や、心臓や肺など特定の器官の中でのバランスが崩れていることの表れだと考えるようになっていた。そう考えると、ボウルは、反響する独特の音色によって、「宇宙のシンフォニー」にアクセスできるようにしてくれるだけではなく、身体の中のハーモニーを生理的なレベルと精神や魂のレベルで回復する手段を与えてくれるのだ。

チャントは脳波をシンクロさせ、深いリラクセーション状態を得ることができるという研究があるが、それは、私の個人的な経験や臨床経験を裏付けるものだ。私を含めた多くのヒーラーは、ハーモニーが崩れた、すなわち病気になった身体の部分が正常な振動周波数を回復することでヒーリングが達成されると考えている。音は振動であり、振動は物体のあらゆる部分に伝わるということがわかれば、音が耳からだけではなく身体のすべての細胞を通して「聞こえる」ことが理解できるはずだ。声は、シンギングボウルの音と同調して、私たちの存在全体に浸透する。脈拍は遅くなり、呼吸は正常なリズムを取り戻す。そして、より穏やかで、より瞑想的な視点から私たちの命を見つめる意識状態に入るのである。

私は、科学者として、なぜこういう働きがあるのか、その仕組みはどうなっているのか、もっとよく理解したいと考えた。そこで、身体の細胞、組織、器官に「音」が介入することによって起きる、エネルギーと生理の変化に関する研究を詳しく調べた。最先端の知見には次のようなものがあった。

◎カリフォルニア州サンディエゴにあるシャープカブリリョ病院の神経科医長であり、チョプラセンターでも医長を務めるデービッド・サイモン博士によると、ヒーリングチャントと音楽には、計測し得るレベルの生理的な効果があるという。チャントは代謝によって化学変化を起こして体内麻薬になり、鎮痛剤として働くと同時に、ヒーリングの作用因にもなる、とサイモンは指摘している。

◎南メソジスト大学の研究心理学者であるマーク・ライダー博士は、現在まで、免疫システムに対する音楽の影響について膨大な研究を続けている。その結果、音楽は、しばしばイメージと一緒になって、免疫システムの防御細胞に強い肯定的影響を与えるという。免疫システムは、侵入してきた病原体と闘い、傷ついた組織を再生する働きをする。

◎カリフォルニア人間科学大学で教壇に立ち、神経・音響研究センターの所長を務めるジェフリー・トンプソン博士は、シンギングボウルやその他の音の周波数が身体に与える影響について先駆的な研究に取り組んでいる。ＮＡＳＡの科学者は天王星の環が生み出す音を最先端の機器で観測しているが、トンプソンは、シンギングボウルが周波数と音色においてそれと同様の音を出していると述べている。その研究を応用して、彼は、学習障害と広範な身体疾患の治療に大きな効果をあげている。

◎音楽療法家であり、メリーランド精神医学研究センターの研究員でもあるヘレン・ボニーは「音楽によるイメージ誘導」と名付けたプロセスを開発した。患者はこのプロセスによって深いリラクセーションの状態に入り、その中で感覚や思考や感情を表現することができる。

これらの知見は、後の章で述べる他の知見と共に、私が臨床分野での音の利用を研究する上で大変参考になった。患者と実践を行いながら、私は共鳴と同調の原理を利用した、ヒーリングと健康のための特別なアプローチを開発した。それらのテクニックは、心身医学の分野で実行されている最善の手法を統合したもので、次のものが含まれる。

◎**ライフソング**——各個人のライフソングは、その人固有の、マントラに似た1音節の音のリズミカルなつながりである。本人が自分で作り、その人の「エッセンス」と共鳴する。「エッセンス・サウンド瞑想」の間にライフソングをチャントすることによって、否定的な考えが穏やかに取り除かれ、もっと生産的で調和した思考や感情が生まれる余裕が得られる。

◎**エッセンス・サウンド瞑想**——声と、シンギングボウルまたはその他の音源を使った瞑想プロセス。通常の悩みや不安を超えた意識レベルを生み出し、自己治癒のための精神を目覚めさせる。

◎**エネルギーの再生**――「エッセンス・サウンド瞑想」を発展させるプロセス。自己の内なる二面性、葛藤している肯定的な感情と否定的な感情の両方を言葉にすることによって、最終的に、矛盾の超越を促進する音のブレンド方法がわかる。結果として、矛盾が根源から解決した状態が訪れ、宇宙と一体化した自己として生きる力が増大する。

ライフソングを見つけると、自分のエッセンスを追求して、それぞれが本来持っているヒーリング能力を見出すことができる。「エッセンス・サウンド瞑想」を規則的に実行すると、真の自己の力が利用できるようになる。また、「エネルギーの再生」は、矛盾や葛藤の不調和を内なる知恵へと変えて、このプロセスを発展させる。3つのエクササイズすべての鍵は、音と自分自身の声である。おそらく最もシンプルな楽器であるシンギングボウルは、人に呼吸、音、声、共鳴の使い方を教えるために私が見つけた最も有効なツールだ。しかし、各自が一番心地よいと感じる楽器や音の手法を試してみるのがよいだろう。本書では、これら3つの基本的なテクニックを、シンギングボウルや自分が選んだ楽器と共に使い、自分の魂に合う音楽とも組み合わせ、音を使って治癒と健康を促進する包括的アプローチを作り上げる。

私は、すべての人が天上の音楽のリズムとハーモニックスを見つけられることを願い、そうできると信じている。そして、努力によって、誰もが素晴らしい人生、自分の本当の人生を生きられることを願い、そうできると信じている。安らぎ、情熱、健康、そして宇宙との一体感に満ちた人生を生きられることを。

第1部

宇宙のシンフォニーで身体の不調を癒やす

第1章 サウンドエッセンス――音による癒やしについて

クリスタルボウルを使った治療／マーガレットの事例

マーガレットが私の診察室に入ってきたとき、彼女の顔色は青白く、不安に満ち、憔悴《しょうすい》していた。まだ30歳になったばかりだった。誕生日を祝った1週間後に乳がんと診断され、乳房切除手術を受けなければならなかった。外科医は一連の化学療法の計画を立てるために彼女を私に紹介した。生検の結果、脇の下の2カ所のリンパ節からがんの陽性反応が出たからだった。私があいさつをして自己紹介をしたとき、彼女の目には怯えが浮かんでいた。「まだ若いのにこんなことになるなんてあんまりです」と悲しげに言いながら、私の向かいに座った。

私はいつものように、これから行う化学療法について説明し、彼女の多くの質問に答えた。私が推奨する薬、投薬量、治療期間、私が考えている他の方法。しかし、彼女はあまりにも悲しみに打ちひしがれていて、自分が受けなければならない治療について何も決断できなかった。彼女は、落胆や怒りを感じていることを少しも隠さなかった。彼女は放射線治療で起こり得る副作用をすべて知っていた。脱毛、吐き気、嘔吐、疲労感。「すごく怖いし、希望が持てないんです」と私に言った。がんと闘うために何をしても、結局は自分が敗北し、死ぬのだと彼女は信じきっていた。

しかし、彼女が抱えている苦悩が初めてのものではなく、乳がんだけに関わるものでもないことは、私の目には明らかだった。「これまでにも、同じような恐怖を感じたことはありませんでしたか」と私は聞いた。

この人はがんの専門医で、精神科医じゃないのに。治療について話をすべきときに、どうして感情の問題に立ち入ってくるのだろう……とでも言いたげに。彼女はいぶかしげに私を見つめた。しかし、彼女は明らかに私の質問に興味を持ったようだった。少したためらった後で、同じような恐怖を感じた経験を語り始めた。それは彼女が9歳のとき、父親の死をきっかけに母親がノイローゼになったときのことだった。母親はその病気から完全に回復することはなかった。今、彼女は過酷な状況の中で母親の愛と支えを切望しているが、母親に助けを求めるのが怖いのだと言う。子供のころにいつもそうだったように、また母親から何の反応も返ってこなくてきっと失望すると、彼女は確信していたのである。

私が本棚に手を伸ばして25センチの水晶のクリスタルボウルを取ったとき、マーガレットの不思議そうな表情は素直な驚きに変わった。クリスタルボウルはチベットのシンギングボウルによく似ているが、水晶は金属より振動が小さいので扱いやすいのだ。私は、もしよかったら、数分間、一緒にボウルを演奏してみませんかと彼女に言った。同時に、瞑想の指導をするので、お父さんの死とお母さんの精神的な破綻《はたん》以来ずっと抱えてきた、傷ついた心の音を瞑想しながら声に出してくださいと頼んだ。

マーガレットが同意したのは、彼女を担当していた外科医が私を高く評価してくれていたからだろう。あるいは、絶望と苦悩が、奇妙に思える依頼を彼女に受け入れさせたのかもしれない。理由が何であったにせよ、彼女は私の指示に従った。

私は乳白色のボウルを机の上に置き、先端にフェルトの付いた木製のマレットでボウルの縁を優しくたたいた。生み出された純粋な振動の波が私たちの間の空間を満たし、2人の身体を共鳴させた。私が促すとマーガレットは目を閉じ、私も目を閉じた。そして彼女を導いてbija（ビジャ）マントラを開始した。それを選んだのは、音がシンプルで、誰にでも効果があるからだ。

5分ぐらいマントラをチャントすると、私はマレットを置き、目を開いた。マーガレットの様子や表情は大きな変貌を遂げていた。彼女はほほ笑みを浮かべ、もはや打ちひしがれたようにぐったりと椅子に身体を預けてはいなかった。あごの緊張が消え、明らかに前より落ち着いていた。数秒の静寂の後、私は彼女に、今ならがん治療について決断できますか、と聞いた。彼女はうなずいて、身体を前に傾けた。がんと闘う気持ちが固まったことをボディーランゲージで表したのだ。そして、その闘いに勝利することを。

それから数週間の化学療法の間、マーガレットと私はボウルを使ったエクササイズを続け、深さと複雑さを加えながらさまざまな音と瞑想のエクササイズを行った。がん治療を受けるマーガレットの姿勢は、わずかな時間で、惨《みじ》めな怯えから穏やかな受容へと変わった。それは、過去の心の傷と、現在の救いのない恐怖が次第に溶けてきたことの表れだった。ついにマーガレットは、母親に求めることができなくても、自分自身の中に頼れるものを見出せるということを受け入れたように思えた。この大きな変化を通じて、彼女は、心の平穏と本当の意味の楽観主義で、がん治療のストレスに対処できるようになった。

マーガレットの例は私の臨床経験において特別なものではない。実際私の患者の中では例外というよりもはるかに標準に近い。しかし、私は奇跡を起こす人間ではない。現代医学の文化の中で高度な訓練を受けたがん専門医である。ただ、健康と治癒に対するアプローチの不可欠な一部として、音という手段を使うことを選んだのだ。

私が受けた医学訓練の中で唯一、音に関係があったのは、超音波検査、つまり音波を発射してさまざまな器官や身体の部位の病気を診断する装置の使用についてだけだった。ボウル、楽器、声などの音を治療手段として使うという発想は、魔法の薬を使うことと同じくらい私の医学訓練とは縁遠いものだった。しかし、私はこの6年間、医療行為に音を使い続けてきている。最もよく使うのは水晶のクリスタルボウルが生み出す音だ。音を治療に使うことで、私も患者も自分自身に対する見方が変わり、治癒のプロセスが変わった。私は、音や瞑想やイメージを使った療法を、腫瘍学を補完するものとは考えていない。事実は全く逆だ。私にとってヒーリングは、がん専門医としての仕事と同じくらい重要なのだ。私は、自分を、ほとんどの人がいまだに「代替」医療だとして退けているものを片手間にかじった医者ではなく、たまたま医者だったヒーラーだと思うようになっている。

瞑想やイメージ誘導療法と組み合わせて使ったときのシンギングボウルと声の相乗効果は、私の治療に革命を起こしたと言っても過言ではない。最も利用されず、評価もされていないツールである音は、通常医療の医師だろうと遠く離れた文化の伝統的なヒーラーだろうと、すべての治療者の医療バッグに入れておくべきだと、私は心から思っている。私たちの文化では、あまりにも視覚刺激を偏重するために、しばしば聴覚刺激の影響を評価することを忘れてしまう。音がさまざまな治療ツールの中で最も顧みられないものだったのは、それが理由の1つかもしれない。音を使ったヒーリングは、まもなく医師や医療専門家にとっての標準的な技法になると私は確信している。

私たちは出生の前から音に浸されている。ヒトの胚は、わずか3週で、最終的に耳になる構造を発達させ始める。私たちは子宮の中で長期間母親の心音を聴くので、幼児に心拍数72の心音を録音したものを聴かせると落ち着いて穏やかになり、心拍数120の心音の録音を聴かせると情緒不安定で苦しげになる。別の研究では、妊娠中に空港の近くに住んでいた女性が産む子供は、対照群の子供と比べて小さいことが示されている。さらに別の研究では、新生児は、生後72時間以内に母親の声を認識して反応するようになることが報告されている。

他の刺激に対する音の優位性は、その治癒力の特性を知るための1つの手掛かりに過ぎない。私は、音はほとんどすべての疾患において一定の役割を果たすと考えている。なぜなら、音はあらゆる生理機能のレベルで、崩れたバランスを是正するからである。この20年以上の間に、誘導イメージがリラクセーションと心身の治癒のための強力なツールであることが証明されたが、私の経験では、音はあらゆる点で誘導イメージと同じくらい強力なツールである。さらに、音は、心理や精神のレベルで私たちに大きな影響を与え、私たちを変化させるため、身体のレベルでも当然有効なはずだと私は思っている。

特に好きなクラシックの楽曲を聴いているとき、多くの人々が、喜びであれ悲しみであれ、深く感情を動かされる瞬間を経験しているだろう。気付かないうちに歓喜や悲哀の涙があふれて抑圧された感情の放出を覚え、たとえ一瞬であっても、悩みや心の重荷が洗い流されるように感じることもある。それならば、最も純粋な形の音が、存在の最も深いレベルで治癒を促進することができるとわかっても驚くことではない。音の潜在的な治癒能力を最初に指摘したのは、もちろん私ではない。古代の考え方が最近、再発見されているのだ。実は、音楽を宗教や医療に使うことは、少なくとも紀元前2千年代までさかのぼることができる。

音響療法の父はピタゴラス

音響療法の知的、精神的な父は、紀元前約580年から500年まで生きたギリシャの哲学者であり数学者のピタゴラスである。ピタゴラスは、音楽を治療技術として使うための組織的なアプローチを行った最初の人とされる。言い伝えによると、ピタゴラスは、何人かの鍛冶屋が働いている音を聴いているときに音楽の分析的考察を始めたという。彼は、ハンマーで打つ連続した音の中に、他の部分より耳に心地よい部分があることに気付いた。それを何度も聴くうちに示唆を受けて音階を作り出したという。彼はまた、複数のハンマーを同時に打つ音が良い響きを生むときと、耳障りな響きを生むときがあることにも気付いた。そのことに着想を得て、彼は自分のリラの弦で行った実験を基に全く新しいハーモニーの理論を作り上げた。この話が歴史的に正しいかどうかは疑わしいが、ピタゴラスが身体と心の治療に音楽を使った最初の人間であるということは信憑《しんぴょう》性が高い。ピタゴラスの理論について膨大な論文を書いた4世紀の哲学者イアンブリコスは、次のように記している。

ピタゴラスは、音楽は正しく使用すると健康に大きく寄与すると考えた……。彼は自分のメソッドを音楽療法と呼んだ。春には、彼はよく……メロディーを歌うことができる弟子たちの真ん中に座ってリラを演奏した……。弟子たちはユニゾンで聖歌や讃歌を歌い……歌うことで喜びを感じ、歌は耳に心地よくリズミカルになった。別の機会には、弟子たちは音楽を薬として使った。精神の興奮を抑えるために作曲されたメロディーや、落胆と心の苦痛を癒すために作曲されたメロディーを使った。こうした医療を援助するものの他にも、怒りや攻撃性のためのメロディーや、あらゆる種類の精神的障害のためのメロディーがあった。

ピタゴラスはまた、音が宇宙との関係においてどういう働きをするかについても語っている。「すべての天体、実際にはすべての原子は、その動き、リズム、振動のために、特有の音を生み出している」と彼は言う。「これらの音と振動のすべてが宇宙のハーモニーを形成し、その中で、個々の要素は固有の機能と性質を持ちながら全体に寄与している」

有名な「天球の音楽」について語ったとき、ピタゴラスは音の精神面での重要性を把握し、音響療法を先取りしていた。現在では彼の音楽がどんなものだったかわからないが、バッハやモーツァルトのような意味では知的でも複雑でもなかったと私は推測している。おそらく、単純なパターンを繰り返す「原始的」なものだっただろう。しかし、こうした基本的な音楽は、世界の多くの文化の中で治療の方法として生き残っている。

文化・宗教を超えて使われてきた「音響療法」

私が最初に音とヒーリングに興味を持ったきっかけは、チベット僧のウーセルがシンギングボウルを紹介してくれたことだった。それからずっと、ごく初期の音と音楽の使われ方についてもっと研究したいと強く思い続けてきた。あらゆる偉大な精神的、神秘的な信仰において音が普遍的なテーマであるということがわかって、心を奪われたのだ。東洋、西洋を問わず、すべての宗教や知恵の伝統において、祈りの言葉は話されるより歌われることのほうがはるかに多いという明白な事実を考えてみてほしい。話し言葉も独特のリズムと振動を持っており、それも祈りやスピリチュアルな活動に欠かせないものだ。しかし、宗教的な歌やチャントのレパートリーの膨大さを見れば、偉大な宗教は常に音と音楽を使って聖なる力との交感を深めてきたという事実がはっきりと浮かび上がる。聖なる力がどのように定義されていても、どういう名前で呼ばれていても、それは変わらない。

宗教的神話やスピリチュアルな活動での音と歌の使用が、身体の健康や治癒とどう関わるのか、疑問に思う人もいるだろう。私は、スピリチュアルな目覚めは、実際に身体を健康にする心身現象だと考えるようになった。

イースタンバージニア医科大学の社会疫学者ジェフリー・レビンは、宗教的あるいはスピリチュアルな活動の多くが健康に有益な影響を与えることを示す実証研究を250件以上も探し出した。それらを分析した結果わかったのは、スピリチュアリティーは心身の健康問題に含まれるということだ。スピリチュアリティー、祈り、ヒーリングに関しては、近年、レビン以外にも多くの証拠が出されており、その多くは医師のラリー・ドッシーによってまとめられている。つまり、音のスピリチュアルな使用は確かに「音響療法」と関連があり、場合によっては、シャーマニズムの儀式に見られるように、音は明らかに、スピリチュアルな目覚めと身体的な治療の両方の目的で使われる。

あらゆる創造神話に出てくる「音」

私たちの祖先は、音を生命力の本質として捉え、それを自分たちの創造神話に織り込んだ。地球のあらゆる場所のあらゆる文化で、古代人は、どうして人間が生み出されたのかを説明するために、音と歌、そして声に出された言葉による物語を語った。聖書が記すところでは、「神はまた言われた、『われわれのかたちに、われわれにかたどって人を造り……』」（創世記1：26）とされている。その純然たる言葉の力によって神の意志が顕示され、神による人間の創造によって宇宙は一変した。

ヒンドゥーの伝説によると、世界の創造は声に出された言葉によって始まった。ヴェーダ聖典は、すべての存在の創造主であるプラジャーパティが宇宙卵から生まれ、空と天と地を創造する言葉「ブール、ブワッ、スワハー」を発する様子を描いている。創造主が言葉を発すると、その音が創造の始まりになる。

マヤ人の創造神話を記した壮大なマヤ語の詩『ポポル・ヴフ』は、地上の人間が言葉の力によって出現する様子を描いている。「それらは女から生まれたのではなく、創造主によってもうけられたのでも、先祖たちによってもうけられたのでもない。ただ奇跡によって、呪文によって、創造主が作り出したのだ」

北アメリカ先住民の多くの部族も、創造の源泉としての音と歌という考え方を共有している。カナダ西部のアサバスカ族は、アシントマ神が歌を織って「大地の大いなる毛布」を作り、それによって世界を創造したと信じている。ホピ族によれば、蜘蛛女が、人間を含む地上のあらゆる生き物の形を作り、創造の歌を歌うことで、その形に命を吹き込んだ。ナバホ族の神話では、「彼ら（最初の男と最初の女）に命を与えたのは風だ……。指の皮に風の通った跡が残っている……。それを見れば、われわれの祖先が作られたとき、どこに風が吹いていたかがわかる」。風が息の一種、音の前触れでなければ、いったい何だろうか。アメリカ先住民にとって音楽は「命の息」であり、彼らのスピリチュアルな活動の欠かせない一部、自然固有の神秘的な力への直接のリンクなのだ。

オーストラリア先住民のアボリジニーにとって、歌という概念は音楽よりもはるかに古い。彼らの創造物語はおよそ15万年前までさかのぼる。歌はアボリジニーの創造神話のまさに中心にある。ブルース・チャトウィンは、彼の高名な本『ソングライン』（北田絵里子訳、英治出版、２００９年）の中で、アボリジニーが歌を「地図であり方位探知機」だと考えていたと書いている。歌を道案内に、彼らは地理学的そして形而上学的風景の中をはるか遠くまで旅したのだ。

大陸を旅する諸部族の祖先は、その国を旅しているときに、足跡が作る線に沿って言葉と音の痕跡をまき散らしていったと考えられていた……。その夢の道は、遠く離れた部族間のコミュニケーションの「方途」として国中を通っていた。（彼らは）……夢の時代に大陸を放浪し、出会ったすべてのものの名前を大声で歌った。鳥、動物、植物、岩、水たまり。すると、歌わ

れたとおりに世界ができ上がった。

ヒンドゥーの伝説では歌は聖なる処方箋

あらゆる偉大な信仰において、途方もない創造の力が内側（私たち自身のエッセンス）にあっても外側（神性の実体または存在）にあっても、賢人はその力と交わるために音と歌を使った。ヒンドゥーの伝説の起源は『リグ・ヴェーダ』にさかのぼる。『リグ・ヴェーダ』は紀元前2千年代にサンスクリットで書かれた千を超える聖歌を集めたものである。この口承文学の中心原則は、歌は聖なる処方箋であり、精神と感覚を鎮静化して深いスピリチュアルな認識を得る手段だということである。ごく初期の時代から、ヴェーダの哲学者やヒンドゥーの聖人は、宇宙の神性のエッセンスと交流する意識状態に到達するために、チャントと、マントラとして知られるシンプルな1音節の音を使った。ヴェーダの予言者たちは、マントラの力は非常に強いので、通常の祈禱《きとう》や長く延ばした祈禱が究極の真理についての深い知識と理解につながると信じていた。

ヴェーダのマントラの多くは、現在でも何百万人ものヒンドゥー教徒や非ヒンドゥー教徒のヨーガの実践者によって唱えられている。実際に、マントラ・ヨーガと呼ばれるヨーガの思想と実践の流派は、音は意識のいくつかのレベルに存在するという考え方に基づいている。マントラ・ヨーガに忠実な人々は、聴覚体験は意識のスペクトルによって異なり、日常的に耳にする普通の音から、深い瞑想状態に入ったときだけに現れる特別な感覚まで幅があると考えている。

古代インドの聖人は、後に現代科学が証明することをすでに理解していた。つまり、宇宙全体が「波動の海」、あらゆるものが出現する源であるということだ。私たちが知覚する世界は、通常の知覚状態では捉えられない神あるいは絶対者の領域と同様、音の波動で満たされ、それによって特徴付けられる。マントラ・ヨーガの実践者は、この音の波動を使って宇宙の神秘を計り知り、分割できない自己と一体となった意識レベルに到達する。

最も基本的で最も覚えやすいマントラはbija（ビジャ）マントラ、つまり種子のマントラである。種子のマントラと呼ばれるのは、それによって私たちがもっと高い意識やエッセンスに移ることができる音の種だからだ。種子のマントラで最も神聖なOM（オーム）の音は、所属する宗教に関わらず、瞑想をする多くの人々によって現在でも使われている。私はよく、OM（オーム）を唱えることで瞑想を始めるように患者たちに勧める。OM（オーム）は生命のすべての波動を含んでいると言われている。そのため、マントラを唱えると、私たちは宇宙を形成している無限の波動の流れとつながる。

ヴェーダ聖典の中で最も尊ばれているウパニシャッドは「言葉と音のエッセンスはOM（オーム）である」と書いている。また、仏教の教典では、OM（オーム）は「最も力のある言葉。その言葉の力だけで悟りに達することができる」と記されている。

言葉を話すはるか以前から音を使った儀式《チャント》はあった

OM（オーム）を唱えるにしても、喜びや怒りや悲しみのシンプルな歌をチャントするにしても、私たちは、人間が何世代にもわたって構築したつながりを、すなわち私たちを太古の先祖とつなぐつながりを賛美しているのだ。歌は、話すことよりも古いコミュニケーションの形式だと、著名なバイオリニストであり指揮者でもあるユーディ・メニューインは言っている。メニューインによれば、その証拠は人間の骨構造の中にあるという。「私たちの発声のメカニズムは複雑である。チャントのためには肺と声帯で十分だが、言葉を話すには口と舌も使わなくてはならない。初期の人間の遺骨を調べると、話をするために声を使うことは約8千年ぐらい前に始まったことがわかるが、チャントはおそらく、それよりも50万年さかのぼる」

幼児を見ると、私たちは、話すことを覚えるはるか前に、歌で自分の意思を伝えるということがすぐに理解できる。両親の母語が何であっても、世界中の幼児は、mmmm（ムー）、mem（メム）、mum（マム）、mu（ミュー）、me（ミー）など、似た音を発する。幼児は、そうやって話すことへと手探りで進んでいく。歌の儀式的要素は、地理的、文化的な境界を横断しており、歌は話すことに先行するというユーディ・メニューインの主張を裏付けている。そのうちのいくつかの例を次に示す。

◎グリーンランド東部のエスキモーは、争いを太鼓と歌で解決する。それらを使って相手に対する怒りを吐き出す。
◎ニューギニアの女性は、愛する者の死を悼むために号泣しながら悲しみの歌を歌う。
◎古代のギリシャ、ローマ、エジプトでは、苦しんでいる人を癒すときに神殿の神官たちが歌を歌った。
◎アリューシャン列島には、歌で死者を生き返らせた少女の話が伝わっている。
◎アパッチ族は、女性が少女から母親になる人生の過程に、歌を歌うことで区切りをつける。
◎フィンランドの女性は、分娩中の痛みを軽くするために「痛みの霊」に対して歌う。
◎ニューメキシコのプエブロ族の間では、出産の儀式の一部として、赤ん坊を取り上げる女性がその子を歌で迎える。
◎東アフリカでは、子供の命名の儀式で歌が最も重要な役割を果たす。

ライフサイクルの中の重要な出来事を際立たせるために歌を使うという、文化の枠を超えた普遍的な慣習に関する本を読みながら、私は、がんやその他の病気の治療のために毎日私の元を訪れる人々のことを考えた。患者の多くに共通しているのは、病気の性質ではなく、彼らが自分自身のライフソングを聴くことができないということだ。彼らが子供のころから受けてきた否定的なメッセージやトラウマによって、自らの魂の声そのものが聞こえなくなっているかのようだ。奇妙に思えるのは、私たちの多くが、自分の最も深い部分にあるエッセンスからの呼びかけを無意識に無視しようとすることだ。病気の存在を認めることを感情的に拒み、ヒーリングを受け入れることに抵抗を感じるのだ。

ロニーは38歳の実業家で、バレット食道と呼ばれる前がん状態のために私の診察を受けに来た。バレット食道は、ほとんどの場合、頻繁な消化不良の症状を示す。彼は、2人の子供や従業員たち、つまりは彼の言う「役立たずのバカ」にいらいらしたときに病気が悪化することに気付いていた。「私は製造業の会社をやっています。もし仕事がうまくいかずに顧客を失くしたら倒産するでしょう」と彼は言い、私を、闘わなければいけないもう1人のバカであるかのようににらみつけた。「仕事を失くしたら請求書の支払いができません。妻と子供は好みがぜいたくです。きっと私を見捨てるでしょう」

会社が倒産して家族を失うのではないかと心配する慢性的なストレスがロニーの病気の要因であるのは明らかだった。私は、彼の葛藤の中心にある思い込みを見直してもらいたかったので、彼が言ったことと結び付く感情を話すように促した。

ロニーは首を横に振った。「結構です、先生。私は内視鏡検査を受けに来たんです。バレットが悪くなってないことを確認したかっただけです。変えようがない状況について話をして、時間を使っても意味がありません」

その日、ロニーが診察室を出てからも彼のことが気がかりだった。私は、本性が抑制されていることを自分自身が認めない限り、身体的な回復は起こらないと考えている。そして、勇気を持って境界を跳び越え、何にも邪魔されていない本当の自己を発見することが必要だと思っている。これから後の章に書く方法を使って、私は、最終的にはロニーが変化を遂げる手伝いができた。

私たちは子供のときから、生き延びるようにプログラムされている。自分が置かれた環境の中で、少しでも快適に過ごすために、何が必要なのかを学んでいくのだ。その結果、多くの人は、経験し、拡大し、成長するためにこの世に生まれてきたということを忘れてしまう。私たちの生が、ロニーのように偏狭になり制限されてしまうと、私たちは、無意識のうちに身についている安全で快適な対処方法を捨てて、不幸な出来事や状態を自ら作り出してしまう。図らずして危機的状況を生み出すことで自分自身を欺き、自分の本質を隠そうとするのである。そうした出来事によって初めて、自分に問いかけざるを得なくなるからだ。私の人生はこんなものなのか？　ストレスの多い仕事、惨めな家庭生活、止められない悪癖、金銭問題。私の人生にはそれだけしかないのか？

病気や不幸を抱える人々を説得して抵抗感を乗り越えさせるには、音楽、歌、踊りを含んだ宗教的な儀式が役に立つ可能性がある。臨床経験を通じて、私は過去と現在の、西洋と東洋のこうした儀式を調べ、音や音楽を用いたヒーリングのアプローチを開発してきた。それを使えば、人間の心理的な防御作用を回避し、その人が感情的に、スピリチュアルな面からも病気や回復のプロセスに取り組むのを助けることができる。その中で最も私が影響を受けたのは、伝統的技法の１つであるシャーマニズムである。

音によるヒーリングの伝統的な技法《シャーマニズム》とは？

アメリカ人の多くはシャーマニズムについてほとんど知らないので、シャーマニズムのヒーラーをいかがわしい心霊治療家と混同している。しかし、シャーマンは自然界と精神世界との媒介者と考えられていた存在で、音を基本にした儀式を治療のために使ったごく初期の人々の中に数えられる。シャーマニズム的な信仰は2〜5万年前に始まり、シベリアからアフリカ、南アメリカまで、世界中で行われてきた。シャーマンは太鼓とラトルを規則的に連続してたたくことで意識変容状態に入り、それによって患者と共に精神的な旅をすることを可能にする。旅が彼らを健康な状態に導くのである。私の患者はサウンド瞑想とシンギングボウルを使う。私のようながん専門医がどんな形にせよシャーマニズムと関わるのは異端に思われるかもしれないが、私は、患者と同じ船に乗って治癒の旅に出るという、シャーマンと同様の役割をしていると思っている。

シャーマニズムの世界的専門家であるマイケル・ハーナーは、彼自身、エクアドルのアンデス山脈でヒバロ族のシャーマンの長老に実践の指導を受けた。彼の独創的な本『シャーマンへの道』（高岡よし子訳、平河出版社、1989年）の中で、ハーナーはこう記している。「規則的で単調な太鼓の音が搬送波のような働きをして、まずシャーマンをSSC（シャーマン的意識状態）にし、それから彼に旅をさせる」。シベリアでは、トゥバ族のシャーマンは馬やカヌーのイメージを使って太鼓の音を特徴付け、その音がシャーマンを別世界のトランス状態に運び入れる。その例が叙情的なトゥバ語の詩の一節に描かれている。

前の隅に立つ彩られた太鼓よ
わたしが乗る雄と雌のアカシカよ
わたしの望みをかなえてくれ
流れ行く雲のように、わたしを運んでくれ
薄暗い大地を
鉛色の空の下を
風のように運びさってくれ
山の頂きを越えて

「薄暗い大地を」通ってシャーマンを運ぶ太鼓の音は、詩的なメタファーであるだけではない。それには生理学的な変化を起こす作用もある。1960年代の初期、研究者であるアンドリュー・ネーアーは、シャーマンが使う太鼓の音が中枢神経系に与える影響について調べた。その結果、規則的なリズムは「通常の効果を与えるのではなく、脳の多くの感覚野や運動野」の活動を変化させることを発見した。ネーアーは、その現象が起こる原因は1つのドラム音に含まれる多くの周波数が脳の無数の神経経路を刺激することだ、という理論を立てた。さらに、脳は太鼓が通常生み出す低周波刺激のほうをより多く受容できると指摘した。なぜなら「耳の低周波受容器は繊細な高周波受容器よりも壊れにくいので、痛みを感じるまでにさらに大きな音量に耐えることができる」からだと言っている。

ウォルフガング・ジレックによって行われた、アメリカ北西部のセイリッシュ族におけるシャーマニズムの踊りに関する研究は、ネーアーの仮説を強化した。ジレックは、最もよく使われる周波数帯、シータ波が「トランス状態を生み出すのに最も効果的だと考えられる」ことを発見した。

通常の意識状態からシャーマン的意識状態への移行は、シャーマンが歌う「パワーソング」によってさらに促進される。ほとんどが単純なメロディーと反復的なビートでできているこうした歌は、中枢神経系に影響を与える可能性がある。それは、ヨーガの修行者がトランスのような状態に入るときに、ヨーガの呼吸法で心拍数と脈拍数を下げることに非常によく似ている。

部族のメンバー1人1人が欠くことのできない役割を果たしている社会では、病気は部族全体の安全と幸福をおびやかす重大なリスクだった。治癒の促進にはシャーマンと患者の両方が大きく関係していた。シャーマニズムの儀式の鍵となる要素の1つは、治癒を実現するために必要な相互信頼だった。患者はシャーマンの能力を信じていなければならず、シャーマンは、患者が回復のプロセスに参加する用意が完全にあるときだけ施術ができた。

シャーマンが太鼓の力強いリズムによって意識変容状態に入ると、患者も、苦痛、恐怖、不安を意識している状態から、次第に安らいだ楽観的な気持ちへと遷移していく。この点において、現代の医師、特に、生死に関わる危機に直面している人々と向き合うがん専門医や心臓病医は、シャーマニズムの伝統から学ぶことが多くある。

しかし、現代の西洋医学の医師は、概して、古来の治療の患者との相互信頼を築くモデルにも、音を単独または瞑想と共に使って、心と身体と魂に働きかける統合的な回復プロセスを作るという考え方にも、ほとんど関心がない。

シャーマンたちは、音楽と歌と踊りが不可分に結び付いていて、そのすべてにおいて、さまざまな度合いの精神的、肉体的柔軟性が要求されることを理解していた。私は、健康な体の神経系、内分泌系、免疫系の調和の取れた関係を音楽に反映させるためには、相互作用とバランスが必要だとわかっている。

ドイツの教育者で哲学者のルドルフ・シュタイナーは、身体的な病気を調律が狂ったピアノにたとえた。それならば、音を使って心身の状態をコントロールすることの意義を考えてみてはどうか。シンギングボウルが発する音、自分の声、フルート、太鼓、あるいは他の楽器でも構わない。自分が、同時に施術者と被施術者の両方になれるような調律装置があればいいのだ。シャーマンは何世紀も前からこのことを知っていた。私たちは今それを学んでいるところだ。

カバラは音の精神的な意義についての考察にあふれている

ユダヤ教の神秘的な伝承であるカバラのことはどこかで聞いたことがあるだろう。最近、スピリチュアルなものを求める多くの人々のイマジネーションをかきたてていて、その中にはマドンナやバーブラ・ストライサンドなどハリウッドの有名人もいる。流行はさておき、カバラは豊かで複雑なユダヤ教の神秘的な文学であり、起源は1世紀にさかのぼる。そこには音の精神的な意義についての考察があふれている。カバラ主義者によれば、音は、正しく理解され、正しく扱われれば、私たちを至福の高みへと昇らせてくれるという。

ユダヤ教の神秘主義者たちは、すべての音は特定の形で私たちの身体に影響を与えると、長く信じてきた。彼らは、ヴェーダの予言者やシャーマンと同様に、特別な聖歌やチャントを瞑想やビジュアライゼーションと組み合わせて、意識変容状態の入り口としての静かな黙想状態に達した。聖歌の多くは、宇宙は天上の歌に反響しているというカバラ主義の大きな考え方を反映している。典型的な聖歌の1つはこの思想を美しく表現している。

……聖なる者の口から発せられた声から

……日々、火の山や炎の丘が積まれ、隠され、流れ出た。

カバラでは、これまでに言及してきた他のスピリチュアルな伝承と同様に、音と音楽が本質的に宇宙の起源に関わっている。1175年ごろに成立したカバラ文献の1つである『セーフェル・ハ・バーヒール』すなわち『清明の書』では、音が創造の行為の中で本質的な役割を果たしたことが何度も言及されている。スピリチュアリティーに深い関心を持ち、『カバラー心理学――ユダヤ教神秘主義入門』（村本詔司、今西康子訳、人文書院、2006年）の著書もある心理学者のエドワード・ホフマンは、『セーフェル・ハ・バーヒール』について次のように書いている。

この興味深い作品の匿名の著者は、宇宙の神秘が、知識のある人々に7つの「声」を通じて明かされたと明言している。これらの響きの1つ1つが、広大だが秘められた宇宙のシンメトリーの圧倒的な感覚を伝えると述べられている。バーヒールは比喩的な表現で説明する。「1人の王が白いローブをまとったしもべたちの前に立っている。彼は遠くにいるのだが、しもべたちには彼の声が聞こえる。たとえ彼が話すときに喉が見えなくても、声が聞こえる」。自然の最も深い秘密は捉え難いままだが、通常は聞こえないそれらの音の意味を私たちが理解すれば、神秘のベールを次々に突き破ることができると『清明の書』は示している。

私たちがボウルを奏で、倍音を含んだ声で歌い、トーニングを行い、あるいは他の方法で音や音楽を使うときにはっきりと聞こえてくるのは、「ふだんは聞こえない音」である。それによって私たちは、苦悩に満ちた自己の感覚や自己の限界を超え、無限の愛と共感とつながりの領域へ移る。『セーフェル・ハ・バーヒール』が教えるように、私たちは神秘のベールを突き破って自己のエッセンスを見出すことができる。そして自己のエッセンスが、私たちを宇宙のエッセンスとつないでくれるのである。私が自分自身と患者たちのスピリチュアルな探求を通じて学んだことは、がんの

診断やその他の命に関わる危機に直面したとき、私たちは遠くの王の声を聴くことを願い、私たちよりも偉大な力や神性からのメッセージを受けたいと切望するということだ。

しかし、カバラ主義者は神秘的な哲学をただ信奉していただけではない。彼らは、音を使ってもっと高い領域に到達するための訓練の詳細を示した。放浪生活を送った13世紀のスペインのユダヤ人、アブラハム・アブラフィアは、最も大きな影響力を持ったカバラ主義者の1人だ。アブラフィアは瞑想に関する本を26冊書き、修行者が意識変容状態に入るための、音に基づいた特別な技法を体系的に作り上げた。彼はまた、特定の音色とピッチでチャントするための詳細な指針を作った。そして、スピリチュアルなエネルギーを増大するために、これらの音をハタヨーガに似たポーズと共に実践することを弟子たちに奨励した。

13世紀の『ゾハール』すなわち『光輝の書』には、音と、宇宙の中での音の意義に関する多くの暗示が含まれている。『ゾハール』によれば、とホフマンは言う。

宇宙は、創造のあらゆる様相の歌で燃えるように輝いている。はるか天上の被造物が歌うだけではない。恒星や、惑星や、木や、動物などすべてが、至高の存在の前でそれぞれのメロディーを歌っている。私たちは、誰一人として、この広大なハーモニーのほんのわずかな反響さえ聴く力を与えられていない。しかし、内的な没頭、瞑想、善行の実践によって、人生の中で時折、少なくとも一瞬の旋律を聴く幸運に恵まれることがある。

『ゾハール』は、ダビデ王とソロモン王は宇宙の歌を聴くことができ、その歌から啓示を受けて、旧約聖書の『詩篇』と『雅歌』に収められた美しい聖歌や詩を書いたと伝えている。

カバラ、特に15世紀にイサーク・アラーマによって書かれた『The Binding of Isaac（イサクの燔祭《はんさい》）』のような作品の中には、私の考えや実践に響き合うものが数多くある。このカバラ主義の著作は、人間である私たちはどうやって宇宙のハーモニーと関係を持ち、影響を与えられるのかという問いを探求している。アラーマの見解によれば、私たちが心も身体も内なる自然、つまり私が「エッセンス」と呼んでいるものと同調するとき、同じように宇宙の波動とも同調する。私もまた、音を使って最も深い自己に入り込むとき、人間は宇宙と共鳴すると考えている。

スーフィズムでは音は「魂の食べ物」

近年、私のスピリチュアリティーへの関心が深まるにつれ、スーフィーが実践している身体的、精神的な健康のための、豊かで複雑な音の利用に驚かされることが多くなった。私はこの古来の神秘的なイスラム教の宗派についてもっと多くのことを知るために、彼らの文学をむさぼるように読み、アメリカのスーフィーのセンターを個人的に訪ねた。スーフィーは、宗教的寛容さと、音と音楽の力への揺るぎない敬意で知られている。もし同僚の医師が、私がスーフィーの思想を実践しようとしていることを知ったら、私に懐疑的な目を向けるだろう。しかし私は、腫瘍学で成し遂げようとしていることと、スピリチュアルな伝統から学び、患者に伝えてきたことが、矛盾しているとは感じていない。

健康、病気、治癒に関する私の考え方は、「病気は、身体的なものにせよ精神的なものにせよ、ハーモニーの崩れである。それは互いに影響する」というスーフィーの考え方に近い。ここに東洋と西洋が共有する領域がある。「闘争・逃走」ストレス反応を発見したハーバードの有名な生理学者ウォルター・B・キャノンは、20世紀になったとき、精神と身体は相互に連結していて、一方のシステムの不調和は他方のシステムに反映することを証明した。医学博士スティーヴン・ロックの著書『内なる治癒力——こころと免疫をめぐる新しい医学』(田中彰他訳、創元社、1990年)の要約を借りると、キャノンはこう考えていた。「ごく普通の人生経験——思春期の始まり、疲れ、働き過ぎ、日々の心配などは、すべて身体に生理的な影響を与える。『実際に』とキャノンは言う、『ありとあらゆる人間の病気は、この観点から研究されるべきである』」

カバラ主義者と同様に、スーフィーは音と音楽がどのように身体と心に影響を与えるかという研究に没頭した。初期の瞑想テクニックの1つは、1つの音を一定時間長く延ばすチャントだった。スーフィーはその後で生理的な反応をモニターし、身体がどのような影響を受けているかを調査した。スーフィーは、特に音と音楽に注目して、心身相関性の基礎を調査した最初の人々に数えられる。

宇宙を広大な振動する媒体と捉えていたスーフィーにとって、音はまさしくGhiza-I-ruh(ギザイルー）、すなわち魂の食べ物だった。西洋におけるスーフィー教団の創設者であり、音楽の巨匠であり、名著『The Music of Life（生命の音楽）』の著者であるハズラット・イナヤット・カーンは、「われわれの物質的な身体の存在だけではなく、思考や感情の存在も」「振動の法則」に従うと述べている。イナヤット・カーンによれば、宇宙全体が深遠な音で満たされていて、その「振動は……あまりにも精妙なために、物質的な耳や目で聴いたり見たりすることはできない」。

彼は、この抽象的な音、すなわち saut-e sarmad（ソーティー・サルマッド）こそ、ムハンマド、モーセ、イエスが、神との最も激しい霊的交わりの頂点で聴いたものだったと結論する。私たちも、クリスタルボウルの演奏とマントラのチャントあるいはそのどちらか、シンプルな祈禱《きとう》、そして瞑想によってソーティー・サルマッドに近づくことが望めるのだ。これらの耳に聞こえる音は、入念に発生させれば、私たちをあの抽象的な音へ、非物質的で無限の自己の体験へと導いてくれる。それがどうやって私たちの身体的あるいは感情的な治癒を助けてくれるのか？　私たちは、そのプロセスによって、その場で感じている身体的苦痛や感情的苦悩を超越し、自己よりも偉大な実在に接することができるのである。これは私が出会った中で最も適切なスピリチュアリティーの定義だ。

イナヤット・カーンは、この概念を次のような説得力のある文章で書いている。

> saut-e sarmad（ソーティー・サルマッド）を聴き、それに合わせて瞑想することができる者は、すべての心配、不安、悲しみ、恐怖、病気から解放される。そして、五感と肉体に閉じ込

められていた魂が解き放たれる。ヨギや苦行者はsing（シング＝角笛）やshanka（シャンカ＝ほら貝）を吹き、その音が彼らの中の内なる音を目覚めさせる。スーフィーの修行者は同じ目的のためにnaj（ナジ）やalgosa（アルゴサ＝倍音を出すフルート）を演奏する。教会や寺院の鐘や銅鑼《どら》は同じ聖なる音を思索者に聴かせるためのものであり、その人を内なる生へと導く。

私の患者が音と瞑想を使って平穏な感覚と魂の安らぎを得るとき、彼らの身体もまた強くなっていると私は思っている。それによって、どんな治療を受けていても副作用に対処でき、感情的、免疫学的に治癒のプロセスを促進することができるようになる。それは私が提供できるどんな薬や治療法よりも回復には欠かせないものだ。

「地球の聖なる音楽」ハーモニック（倍音）チャントのパワー

私は最近、幸運にも「デビッド・ハイクスとハーモニック・クワイア（倍音合唱団）」が開いたコンサートに行くことができた。ハイクスは、彼が「地球の聖なる音楽」と呼んでいる、倍音発声法という独特な歌唱法を最初に西洋に持ち込んだ人物である。私はその技法については以前から知っていた。「ボーカルハーモニックス（倍音発声法）」は５００年以上前にチベットで生まれ、ギユメとギュトの密教学堂で特別な訓練を受けた僧侶たちによって発展したものだ。

しかし、初めてそのパワーを知ったのは、ハイクスが開いたワークショップに参加したときだった。それは再び自分が変えられるような体験であり、初めてシンギングボウルに出会ったときと同様のひらめきの瞬間だった。この世のものとは思えない音を聴いて、私は驚きで満たされた。しかも、その音を生み出しているのはフルオーケストラの楽器ではなく、2つ以上の音階を同時に歌う1人の人間の声なのだ。不可能なことのように思えた。

コンサートの後で、私はハイクスのテープを買い、朝の2時まで繰り返し彼のパフォーマンスを聴いた。ハイクスに刺激を受けた私は、倍音というテーマをもっと深く調べてみたくなった。その歌唱法は、インドに住む亡命チベット僧や、南シベリアに住むトゥバ族の「喉歌歌手」によって現在でも使われている。

「ハーモニックス」とは正確には何だろうか？　この現象を理解するために、まずCに調律されたバイオリンの弦かピアノのキーを思い浮かべてほしい。その弦やキーを振動させると、「基本的な」音、つまり訓練を受けていない耳に最も容易に聞こえる音が聞き取れるだろう。しかし、実際に聞こえているのは基音あるいは最低音と言われるものだ。基音は、一連の、それより高い音あるいは「部分」音と一緒になって、楽器や声に特徴的な音色を与える。「ハーモニックス」あるいは「倍音」というのは部分音に言及するために使われる用語だ。しかし、私たちの多くは倍音に気付かない。その音を聴こうと耳を澄ませる方法を知らないからだ。

1950年の中国のチベット侵攻後、多くのチベットの僧侶がインドに逃れ、ダルムサラに亡命中の住居を置くダライラマに合流した。その結果として、西洋人はついに自分の耳で密教の僧侶の声を聴くことができた。密教僧は「ボーカルハーモニックス（倍音発声法）」の達人であり、独特な低周波のスタイルで2つないし3つのピッチを同時に歌うことができる。それは他の何よりも、動物の低く太いうなり声に似ている。世界の宗教についての有名な専門家であり、長い間チベット文化を研究してきたヒューストン・スミス博士は、僧侶たちの非凡な能力と、「ボーカルハーモニックス（倍音発声法）」が聴き手に与える効果を分析した。彼のドキュメンタリーフィルム『Requiem for a Faith（ある信仰のためのレクイエム）』の1シーンでは次のように語られる。

彼らは……倍音がそれだけではっきりと聞こえる大きさで反響するように、発声器官を変形させる方法を発見した。そのため、訓練を積んだラマ僧は1人だけで和音を出すことができた……。この現象の宗教的意味は、倍音が、明確に聞こえないにもかかわらず多くの領域を目覚めさせるという事実から生まれる。倍音は、聖なるものが普通の世俗生活に対して持つのと全く同じ関係を、聴覚に対して持つのである。崇拝の目的は、聖なるものを周辺から意識の焦点へ移すことなので、倍音を、閾下《いきか》から意識の焦点へと上昇させる声の能力は象徴的な力を持つ。なぜなら、スピリチュアルな探求の目的は、まさに、感じられるが見えない、感じられるが語られない、聞こえるがはっきりしない真実を示す倍音に満ちた生を体験することだからである。

「デビッド・ハイクスとハーモニック・クワイア（倍音合唱団）」を聴いていて、私は自分の中に、まさに「周辺から意識の焦点へ」という変化が生まれるのを感じた。私は倍音の出し方を学ぶことに決めた。そうすれば、やがてその技法を私の瞑想に組み込むことができるし、患者にも教えられるだろうと思ったのだ。後日、私はハイクスが指導するワークショップに参加した。

技法の基礎が徐々に身につくにつれて、私は倍音が心と身体のさまざまなレベルに影響を与えることを実感した。知覚のレベルでは、倍音は強い感情的反響を生み出す豊かな聴覚経験を意味する。象徴的そしてスピリチュアルなレベルでは、私たちの自己よりも偉大な、捉え難い無限の力の存在を肯定する。それはヒューストン・スミスがいみじくも言った「感じられるが見えない真実」に他ならない。

宇宙のすべての生物はリズミカルに「振動」している

私は、1人の医者として、人の病気を治す治療計画を立てるのは非常にやりがいのあることだと感じている。しかし、患者が感情的、精神的にものの見方を変えるのを手伝えたら、そのことにも大きな喜びを感じる。そういう患者の1人がヴァネッサだった。彼女は、胸腺がんの診断を受けた後で私の診察を受けに来た。2人の男の子を持つワーキングマザーであるヴァネッサが、がんの治療法と共に、人生における苦しいストレスを癒す方法を模索している姿は私の心を打った。

ヴァネッサは、競争が激しいニューヨークのアパレル街でテキスタイルデザインの会社を経営していた。彼女はコネチカットから通勤し、子供と離れて長い時間を仕事に費やしていた。私が仕事について聞くと「もう疲れ果ててしまいました。今の仕事はうんざりです」と彼女は漏らした。「沈んでいく船に乗っているような感じです」。その言葉が口から出ると、彼女は驚いたような表情で私をじっと見た。明らかに、仕事にどれだけ不満を持っているかを初めて自分自身で認めた様子だった。

話をしているうちに、私はヴァネッサの中に病気との闘いに使うことができる未開発の力の源泉があるのを感じ取った。「落ち込んではいません」と彼女は力強くしっかりとした声で言った。「がんを別にすれば、私はもともととても健康な人間です。でも、身体の中に何か違和感があって、それを取り除かなきゃいけないんです」

彼女の病気に対する明快な姿勢と決意は、仕事の状況について示した怒りや無力感と著しく対照的だった。彼女は、仕事への不満からどれだけ強い影響を受けているか、ほとんど気付いていないように見えた。治癒のためには、彼女が人生を大きく変える必要があると私は感じた。医者としての私の責任の1つは、そうした変化を遂げるために彼女が使えるツールを提供することだった。私は、重い病気の患者を専門にするサイコセラピストの治療を受けてはどうかと彼女に言った。そして、もしよければ、これから数分間クリスタルボウルの響きを聴きながら、彼女が恐れているものの姿をイメージしてみませんかと聞いた。

彼女はこうした心身相関の技法についてよく知らなかった、というより全く知らなかったが、快く同意した。彼女は目を閉じた。そして、ボウルの反響が診察室を満たすにつれて呼吸が穏やかになり、顔の筋肉がリラックスし始めた。

私は、一連の簡単なイメージ法を用いて、彼女が、恐怖の玉を喉に押し込まれて、窒息させられそうになっているイメージまで導いた。ボウルの振動が彼女の意識をもっと集中したレベルに高めると、彼女は、自分が恐れているものが、これから受ける化学療法だけではなく、仕事に関してしなければならない厳しい決断であることをおぼろげに理解した。

初診のときから、ヴァネッサはスピリチュアルな訓練を続けているが、それには、ビジュアライゼーション、パーソナル・アファーメーション［注：自分に対する肯定的な言い聞かせ］、自分で購入したクリスタルボウルのほぼ毎日の演奏が含まれる。彼女はまた、私が紹介したセラピストの治療も続けているので、瞑想の間にしばしば浮き上がってくる問題も深く探ることができる。診断から2年後、がんはなくなり、彼女はブロードウェーの演劇の美術監督という全く新しい仕事に足を踏み出している。「素晴らしいわ！」と彼女は最近会ったときに言っていた。「全く別人になったみたいです。前の仕事はストレスの元凶でした。私は健康な人間だったのに、身体の中に大きなブロックを抱えていたんです。でも、それを取り除きました」

ヴァネッサの話は決して特別なものではない。非常に多くの人々は、しなければならないことを次々にこなしていくだけで、自分と世界がもっと同調しているように感じるために大切なことは何なのか、欠けているものは何なのかを、立ち止まって考えることがほとんどない。その人たちは自己と宇宙が調和しない状態の中に閉じ込められているのだ。そのため、生活のパターンを変え、物事の優先順位を変えるために、時としてがんのような危機が必要になる。

ヴァネッサは、彼女の言う「世の中の主流ではないものすべて」に興味がなかったと自分で認めている。しかし、音に誘導された意識の変化を1度体験しただけで、彼女は、それまでとらわれていた否定的な姿勢を変える可能性に向けて、頭と心を開くことができたのだった。彼女は今、言う。「私は、ボウルの響きや、瞑想や、ビジュアライゼーションを体験するのがとても好きです。40歳を過ぎたころは生活がマンネリに陥っていて、人生がちっとも楽しくありませんでした。何かそれ以上のものが欲しいと感じていたんです。今は、それがあるのがわかっています」

ヴァネッサのケースは、音をヒーリングの方法として取り入れることで実現するスピリチュアルな目覚めの一例である。私は、自分自身の体験と患者に対する臨床経験の中で、音が治癒を促進するのを繰り返し見てきた。瞑想、バイオフィードバック、その他の心身メソッドを単独で使うと効果が小さいことが多いのだ。

音の秘密は何だろうか？　前に言及した神秘的な伝統では、どれも、呼吸、振動、リズム、ハーモニーなどが使われていたが、それらが、この非常に興味深い謎を解く手掛かりになる。確かに、私の中のスピリチュアルなものを信じる部分は、ボウル、ハーモニックス（倍音）、その他の魂を揺さぶる音に非常に感動した。しかし、私の科学者の精神は、音が、細胞の機能、器官系、血流、内分泌因子と免疫細胞生成物のバランス、その他の身体の機能に与える効果を具体的に理解したいと思っていた。

このテーマについての情報を探していて、私は非常に興味深い物理法則に出会った。宇宙は絶えず振動している、というものだ。『タオ自然学――現代物理学の先端から「東洋の世紀」がはじまる』（吉福伸逸、田中三彦他訳、工作舎、1979年）の著者であるフリッチョフ・カプラの言葉を借りると、「リズミカルなパターンは、極小から極大まで宇宙全体にみられる。原子は確率の波のパターンであり、分子は振動する構造であり、生命は複雑に相互依存する揺らぎのパターンを示す。植物、動物、そして人間も活動と休息のサイクルを繰り返し、すべての生理機能はさまざまな周期のリズムで振動する」。

科学者たちはまた、宇宙には調和へと向かう傾向、すなわち「同調」と呼ばれる現象があることを明らかにした。17世紀のオランダの科学者クリスチャン・ホイヘンスは、隣り合わせに掛けた時計の振り子が、自然に、全く同じリズムで振れるようになることに気付いた。同調が起こる理由はこうである。2つの物体があって、第1の物体が発射するリズミカルな振動が同様の周波数を持つ第2の物体の振動よりも強い場合、第2の物体は第1の物体に「共鳴」して振動し始める。私たち人間も周囲の振動や揺らぎに共鳴する。それならば、私たちの生理機能は、自分自身の声であれ周囲にある物体や楽器であれ、それが発する音波の影響で変わる可能性があるはずだ。

同調という概念が次の章の大部分の基礎になるが、チベタンボウルやクリスタルボウルの治癒効果の秘密はそれによって解かれる。もっと広く言うと、ヒーリングと科学における無限とも思える音の可能性が明らかにされる。

ヴァネッサのケースでは、ボウルの不思議な音色を聴いたほとんどの人と同じように、効果は身体的な回復のレベルをはるかに超えていた。あの午後、私の診察室で、ヴァネッサはスピリチュアルな心の癒やしに向けて第1歩を踏み出した。彼女が歩き続けている道は、すでに自己認識の深まりと心の平穏を彼女にもたらしているが、より直接的には、彼女自身の中にある聖なるエッセンスを見出すことにもつながった。彼女の言葉によれば、「そこにある無限の可能性」に気付いたのだ。

私たちが自分に対してできる最高のことは、「無限の可能性」を常に心に留めるようにすることだと私は信じている。それは、命のエネルギーがエッセンスから自由に流れ出るときに明らかになる。すべての病気は、生理学的な、あるいは分子や遺伝子レベルの不調和の一形態だと私は考えている。だから、癒すことの目標は、身体から病気を取り除くという当たり前なことを超えて、不調和から調和を再創造することだと思っている。しかし、ヒーリングはまた、私たちの最も深いところにあるエッセンスにつながる手段でもある。それができれば、アイデンティティーを拡張し、小さく制限されエゴに基づいた自己の定義を超越できるのである。

「私たちそれ自体がリズムである」とハズラット・イナヤット・カーンは書いている。「心臓の鼓動、手首や頭で打つ脈、循環流動、私たちの身体で働いているすべてのメカニズムはリズミカルである」。医者として、私はこれが正しいことを知っている。ヒーラーとして、私たちの身体は声によって生み出された音に共鳴すると信じている。それが最も生き生きと実現するのが、おそらくシンギングボウルの音に同調したときだ。そして私たちが細胞レベルで共鳴するとき、私たちの身体と心と魂は癒され始める。

第2章 美の中に浮かぶ——ホメオスタシス、ハーモニー、同調化

現代医学の最も狭い視野で見ると、音が治療に役立つという考えは、実体のないただの概念であり、明確な科学的根拠のない空想的な発想だ。

現代の医学が唯一、真剣に音を応用しているのは超音波という形の診断ツールである。超音波診断装置はどこの病院にでも置かれているので、主な診療科はすべて器官系の精密検査に使っているが、映し出されるのは影に過ぎず、従来のX線にも及ばない。しかし、人体を通り抜けて、心臓や膀胱、あるいは胎児の判読可能な映像を作り出すという特性が、治療のツールとして音の振動波を使う可能性を示している。

なぜ医学は音の可能性を無視してきたのだろうか?

理由は驚くようなことではない。治療手段としての音という概念が、主流医学の標準的な考え方と根本的に異なる人体観に基づいているからだ。先端技術医療は、驚くべき、時には奇跡的な成果をあげているにもかかわらず、人間の心身相関については偏狭な考え方を持っている。確かに、分子生物学は細胞核に入り込み、細胞の遺伝子構造の内的な働きを明らかにした。しかし、細胞機能の分子や遺伝子レベルでのメカニズムを顕微鏡的に深く追究しようと急ぐあまり、生物としての人間の理解における医学者たちの視野が細分化されすぎてしまった。別の言い方をすると、健康と治

療のあらゆる側面が、細胞活動の生化学に引き下げられてしまったのだ。

しかし今、これとは違った医学的世界観、細分化されていないホリスティックな世界観が現れ始めている。

この新しい医学的世界観は、あらゆる生物学的作用には、遺伝子、タンパク質、細胞表面のレセプターなどに支配される細胞活動が伴う、ということを認めている。注目してほしいのは「伴う」という言葉である。ヒトの生物学は遺伝子スイッチのオン／オフで単純に説明することができない。なぜなら、すべての身体活動は、思考、感情、ホルモンの変化、免疫システムの変化、神経伝達物質や神経ペプチドの放出、細胞受容体の変化、生物学的エネルギーの変化、その他無数の変化と同時に起こっているからだ。さらに、これらの変化が驚くほど連携していること、従来独立したものと考えられていた生物学的システムが常に情報をやり取りしていること、遺伝子は一定の機能を規定するが実際は思考、感情、社会経験によって発現が変えられることなどが、明らかになりつつある。

この新しい考え方はさまざまな名前で呼ばれている。

全体論、精神身体医学、相補医学、心身相互作用、そして、内容を最もよく表している少し長い言葉、精神神経免疫学である（精神神経免疫とは、心と脳、神経系、免疫系の間の絶え間のない相互作用を意味している）。

しかし、それはまだ根付き始めたばかりだ。最先端の科学者たちが分子生物学を追究するために使ってきた、まさにそのツールによって、現在、心身のコミュニケーションは細胞機能の最も深いレベルで行われているということが解明されつつある。こうした研究を再検討した結果、私は、心と身体はただ単につながっているだけではなく、統合されていると考えるようになった。また、心身の統合を理解することは、音がホリスティック治療の次のフロンティアであることを認識するために欠かせないと考えている。なぜなら、音は細胞と器官に振動効果を与え、脳に感情的な影響を与え、未知の方法でスピリチュアルな次元を開くからである。

「音」による心と身体の統合

心身の統合という考え方は、いまだに一部の医療専門職の人々から急進的だと考えられているが、その源流ははるか紀元前4世紀のギリシャの医師ヒポクラテスにさかのぼる。彼は言った。「病気を真に治療するのはわれわれの中にある自然の力である」と。

その200年後、ピタゴラスは、人間を完全であって分割できない組織体、すべての複雑な部分の総体として捉えるとき治療は最も成功する、という当時一般的に信じられていた考え方を支持した。

この、ホリスティックで非常に洗練された人間のエコシステムの認識は、17世紀の半ばにルネ・デカルトがデカルト的二元論として知られる哲学を表明するまで標準的な考え方だった。デカルト的二元論とは、心と身体は2つの別個の実体であり、決して一方が他方に影響を与えることはないという考え方である。

デカルトの理論は19世紀に入るまで支配的だったが、19世紀になると少数の医者が心身相関の視点への回帰を始めた。

その中で最も有名なのが、フランスの生理学者クロード・ベルナールである。彼は、著作や講演を通じて、身体のすべてのシステムの調和が必要だと説いた。ベルナールは、人間の内的環境、すなわちmilieu intérior（ミリュー・アンテリオール）と彼が呼ぶものは、すべてのシステムのバランスが細かく調整されているときに最もよく機能するという仮説を立てた。調和が取れた状態では、私たちの細胞、器官、ホルモン、その他の生化学的な要素が協調して働き、病気に対して健康を守る。同時に、心臓血管系、内分泌系、リンパ系、そして当時は免疫学についてはほとんど知られていなかったが、免疫系など、より大きな生物学的システムの機能を適正に維持するのである。

1930～1940年代には、ハーバードの生理学者ウォルター・B・キャノンがベルナールの研究を発展させた。彼は、人体が健康を維持できるのはバランスの自己調整システム、すなわちホメオスタシスのためであるという結論に達した。

ホメオスタシスは、血圧、心拍数、体温、血糖値などの、人間の内部環境を安定させる。キャノンは、免疫システムを、人体に先天的に備わっている、感染や病気に対する生化学的な防御機能だと理解した。前に述べたように、大きなストレスを受けたり、危険な状況に直面したときの神経系の交感神経枝の反応のしかたを表すために、彼は「闘争・逃走反応」という言葉を作り出した。また、ストレスが、不安、疲労、幼年期から思春期への移行に伴う問題など、人生経験の幅広いスペクトルに存在するという考えを示した。こうした条件はすべて人体に影響を与える可能性があるので、「人間のあらゆる病気はこの観点から研究することができる」と彼は言っている。

それに続き、1970年代、1980年代に、脳と免疫系の間の解剖学的なリンクが発見されたことで、精神神経免疫学という分野が生まれた。

精神神経免疫学は、精神と、神経系、免疫系のつながりを探る研究分野である。その後、科学者たちは、人間のさまざまな生物学的システムは複雑に絡み合ったネットワークで結び付けられているという理論を裏付ける多くの科学的データを積み上げてきた。

医療ジャーナリストのヘンリー・ドレーアーの表現を借りると、そのネットワークは「(神経系、内分泌系、免疫系の間の)継続的なやり取りであり、それによって人体のさまざまなシステムは完全な肉体を維持するために協調して機能する」のである。

1980年代の初めにPNI(精神神経免疫学)の研究に画期的な発展をもたらしたのは、神経科学者のキャンディス・パート博士だった。

パートは、通常、神経ペプチドと呼ばれる特殊な脳内化学物質が、精神と免疫システムの間の使者として働くことを発見した。脳と身体の関係について彼女が新たに解明したことで、思考と感情の間には障壁がなく、また、思考や感情と人間の生物学的治癒システムの間にも障壁がないことがわかってきた。

では、具体的にこれらの相互作用はどのように起こっているのだろうか？　パートは、彼女が「感情の化学物質」と呼ぶ神経ペプチドが、細胞の表面にあるレセプターと呼ばれる分子の鍵穴に差し込まれる鍵のような働きをしていると言う。その結果、脳内化学物質が全身を循環し、免疫細胞にメッセージを伝えて特定の機能を実行させ、最終的に、各システムがどのくらい私たちを健康に保ち、傷や病気を治癒させているかを把握するのだ。心と身体がどのようにつながっているかを示す相互作用は、神経ペプチドと細胞表面のレセプターの間で起きているとパートは言う。

「神経ペプチドとそれに対応する細胞のレセプターという形で」とパートは最近書いている。「私たちの認知と感情（心）が、文字どおり、生物学的システム（身体）にあふれる。さらに、私たちの心は、リガンド（神経ペプチドとそれに関連する脳内化学物質）と、それまでは身体としか関係付けられていなかったレセプターの相互作用によって、一瞬一瞬、新しく作られるのである」

キャンディス・パートは、私たちはもはや心身の関係についてではなく、心身の統合について語るべきだと強く主張している。彼女は、心と身体は何らかの生物学的な橋でつながれているだけではなく、全く分離できないものであるという考え方を、最も強く唱導してきた科学者である。彼女の言う「感情の分子」は血管すべてに行き渡り、身体の隅々にある細胞のレセプターに引っかかる（実際に、私たちの腸には神経ペプチドのレセプターが無数にあるので、「gut feelings（肚が感じ取る感覚＝直感）」は単なる隠喩ではなく、生物学的な事実であるとパートは指摘している）。

この分野のパートの研究は、私たちの身体の中には、あらゆるトラウマ、つまり過去に抱え込んだネガティブな考えや思いがすべて刻みこまれている、という私の確信を強めた。

この考えをエネルギー学的な言葉に翻訳するなら、有害な心の状態が身体を支配するとき、人は自分のエッセンスとの「調和が取れなくなる」ということだ。しかし同時に、私たちは誰でも、自分のエッセンスと調和して振動する生まれつきの能力を持っていると私は確信している。実際、治癒に対する私のアプローチはすべて、「われわれの身体、われわれの世界は音である」という古代ヴェーダの知恵に基づいている。私たちの中でネガティブな感情や思いという形であらわれる不調和な音に耳を傾けることで、こうした感情を変えられる可能性があるのだ。ハズラット・イナヤット・カーンは書いている。「音はすべての顕現の源である……。音の神秘を知る者は、宇宙全体の神秘を知る」

では、実際には、音はどのように生化学物質と細胞のレセプターの恒常的な相互作用に影響を与えるのだろうか?

私たちは音がエネルギーの一形態であることを知っている。細胞の機能に基づいたパートの心身ネットワーク論には、一見したところエネルギーが含まれていないと思うかもしれない。しかし、彼女と考えを同じくする人たちは今、生物学的なエネルギーが人体の生化学と細胞に分子レベルで影響を与える可能性に注目している。エネルギー医学の第一人者であるビバリー・ルビクによると、身体の内外のエネルギー場は、身体全体の細胞を変化させ、そしておそらく調整する情報を運んでいる。ルビクは、スタンフォード大学の生物物理学者ヤン・バレチェックの研究や類似の研究から示唆を受け、電磁エネルギーなど、違う種類のエネルギーが細胞レセプターの情報の受け取り方に直接、影響を与える可能性があると考えるようになった。音波もエネルギーの一形態であり、神経ペプチドや細胞のレセプターに影響を与えることが考えられる。そして、私たち自身の生物学的治癒システムがエネルギー場の影響を受けることがわかれば、音と振動が重要な治癒のツールである理由が理解できるだろう。

深呼吸はなぜこの上もなく大切か／心身のホメオスタシスの維持のため！

音は息の現れであり、息は最も基本的な命の様相である。

呼吸は単なる酸素交換のための機械的反射ではない。それは、人体のあらゆる細胞機能や、エネルギーの健康の基礎であり、感情の健康の基礎でもある。

しかし、医学生のほとんどは呼吸の複雑さや微妙さについてわずかしか学ばないか、全く学ばないかである。彼らが、健康と治癒の指標として呼吸を評価することを教わる機会はめったにない。メディカルスクールの1年生が、基礎的な解剖学の授業で呼吸のダイナミクスについて何も学ばないのは無理もない。彼らが最初に接する人体は死体だからだ。

もし私がメディカルスクールのカリキュラムを作るならば、まず未来の医者に呼吸の仕方を教えるだろう。私の臨床経験では、患者の呼吸パターンを観察することで、たいてい問診と同じくらい患者のことがよくわかる。最近、私は、声は呼吸の現れであると同時に、呼吸そのものに活力を与える手段であることに気付いた。それは、病気の回復や健康の増進に広く良い影響をもたらす。

私が呼吸法というものに最初に出会ったのは、医師になるずっと以前、学士課程で瞑想を始めたときだった。初めて瞑想をするために座った瞬間まで、私は呼吸についてよく考えたことはなかった。それは単に、起きていても眠っていても吸ったら吐くというように、自動的にしていることに過ぎなかった。朝、コーヒーの最初の1杯を入れるとか、夜、寝る前に電気を消すというのと同じだ。しかし、ある日、私はヨーガと瞑想についての本を手に取った。突然、未知の世界が目の前に開け、それまでずっと当たり前だと思っていた呼吸反射についての全く新しい考え方を知った。

本によると、ヨーガは3千年の歴史を持つ修行法で、その目的は、心、身体、魂を統合して宇宙と調和する感覚を生み出すことにある。yoga（ヨーガ）という言葉は「統一」を意味し、姿勢、呼吸、瞑想の3つからなる修練によって、はかない興味や楽しみを求める自我を超越して、最も高い自己を発見し自覚するとされている。ヨーガの修行者はprana（プラーナ）という言葉を使うが、これは、私たちの体のすべての細胞を流れて滋養を与える宇宙エネルギーの生命力を意味する。pranayama（プラーナヤーマ）は、プラーナを導いて心と身体のバランスを取るために、呼吸をコントロールするヴェーダの技法である。私はヨーガを行うことにそれほど興味があったわけではなかった。身体をねじ曲げて、次々と非常に複雑なポーズをするものだと思っていたからだ（その後、考えを変えて、今では定期的にヨーガを実行している)。しかし、瞑想について深く知るにつれて、その実践と、基盤となっている哲学に引き付けられていった。

瞑想の練習を始めると、実際は、「じっと座っている」ことすら簡単ではないことがわかった。頭にはいろいろなことが次々と浮かび、背中は痛くなり、足は固まってけいれんを起こした。私は、本が勧めるようにマントラを繰り返したり、自分の呼吸に意識を集中させたりしてみようとした。そのプロセスの10分が永遠のように感じられた。

本には、ヨーガやチベット仏教の指導者は何時間も静かに座り続けることに慣れていると書いてあったが、私には想像もできなかった。私に何とかできたのは、最初は15分、調子のいいときに20分ぐらいだった。しかし、身体の痛みは治まらず、目まぐるしく頭を駆けめぐる考えは止められなかったが、やがて、より気分は落ち着き、意識は集中し、先に待つ困難に立ち向かう心構えができた(その後、私はチベットのゾクチェンの瞑想をテンジン・シャルパ・リンポチェに付いて学んだが、それは非常に実践に役立った)。

私はかなり頑固な性格なので、訓練を続けることに決めた。そうするうちに次第に瞑想の効果がわかってきた。

瞑想には、深い呼吸、集中力、静止、鎮静など、多くの要素があるが、特に重要なのは呼吸である。

なぜなら、ヨーガの教えによれば、息は外へ向かってのプラーナの出現であり、それによって心と身体の間に橋が架けられるからである。そのため、ヨーガの深い呼吸は、単に肺に取り入れる酸素の量を調整するだけではなく、プラーナの流れ、ひいては私たちの感情的、精神的な状態に影響を与えるのだ。私は、長年の条件付け、ストレス、トラウマ、悪い習慣などの結果である浅い胸式呼吸と、ヨーガや他の瞑想の伝統の中で実行されてきた深い腹式呼吸との重要な違いを理解する必要があった。

浅い呼吸では、胸腔《きょうくう》と腹腔《ふくくう》を分ける筋肉の束である横隔膜が十分に下方向に動かないので、肺が腹部へ向かって完全に拡張しない。その結果、細胞に酸素を運ぶ細かい血管で満ちた肺の下部がほとんど酸素を受け取れなくなる。不十分な酸素の取り入れを補おうとして心拍数と血圧が上昇し、心臓血管系が過剰に働く。

対照的に、深い腹式呼吸では、横隔膜が自由に力強く下方向に動くので、肺の最下部にも酸素を満たすだけの空間ができる。その結果、十分な酸素交換が行われる。つまり、息を吸う間に十分な酸素を取り入れ、吐く間に十分な二酸化炭素を排出することができるのである。

浅い呼吸は、外的な危険や内面の不安に直面しているときのストレス反応である。身体が常に「闘争・逃走」状態になっている証拠でもある。闘争・逃走状態はストレスに対する自然な心身反応だが、その間は交感神経系が過剰に働く。副腎がアドレナリンなどのストレスホルモンを多量に作り出し、筋骨格系が危機への対応に備えた緊張状態になり、心拍数と血圧が上昇する。

頻繁にストレスにさらされると、人の心と身体は慢性的な闘争・逃走状態に固定され、常に、野獣の群れに囲まれているかのような反応をする。

これは、先史時代の祖先から引き継いだ進化上の遺産だ。結果として起きる浅い呼吸は恐ろしい悪循環をもたらす。身体が、酸素が欠乏しているかのような反応をするためだ。事実、酸素はある程度欠乏する。酸素欠乏に対する身体の反応として、さらに多くのストレスホルモンが作り出され、そのために不安が増大し、悪循環はますますひどくなるのだ。これによって他のすべての生理学的システム、例えば、他のホルモン、神経伝達物質、免疫細胞およびそれが調節を助けていた物質などがバランスを失ってしまう。

忘れないでもらいたいが、闘争・逃走反応は、私たちが現実の脅威にさらされたときには必要なものだ。たとえ、その脅威が上司の怒りや州警察のサイレンの音でもだ。通常、危機が過ぎれば、人体のシステムは比較的短時間で正常に戻る。心拍は遅くなり、血圧は標準に戻り、筋骨格系はリラックスし、心身のすべてが相対的なバランス状態に戻る。しかし、絶え間なく、取るに足らない出来事に大きな不安で反応していたら、動悸、手のひらの発汗、高血圧、顎のこわばりが常態になる。闘争・逃走反応から抜け出せなくなり、私たちのシステムは異常をきたしてしまうのだ。

深い横隔膜呼吸のワーク

あおむけに寝るのに具合のいい場所を見つけましょう。ベッドでも、床に敷いたマットでも構いません。

目を閉じて、空気が鎖骨までずっと上がってきたと感じるまで、鼻から深く息を吸い込みます。そして、深いため息をつくように、口から急に息を吐きます。息の音を気にする必要はありません。身体の中の緊張と一緒に空気を吐き出します。

次に、片方の手のひらを胸の中央に、もう一方の手のひらを胸郭の一番下に置きます。鼻から息を吸い込むときに、お腹と胸郭が持ち上がって広がるのを感じ取りましょう。風船を膨らませているような感じで、できる限りお腹を膨らませます。そして、両手はそのままにして、思い切り息を吐きます。このとき、お腹と胸郭が平らになって収縮するのを感じ取りましょう。

次は、吸って吐いてを続けて行いますが、鼻から、長く、深く、静かに息をします。吸うときは、空気が肺を通り抜けて鎖骨の上まで上がっていくのを想像しましょう。吐くときは、お腹がへこんで引き締まるまですべての空気を絞り出します。吐く時間は吸う時間より長くし、呼吸がつながって、吸うことと吐くことの間に切れ目ができないようにしてください。

横隔膜呼吸は1回に5分程度練習します。

それが楽にできるようになったら、瞑想の準備として、あぐらをかいた姿勢で同じことをやってみましょう。


闘争・逃走状態の悪循環を断つ鍵は、深い呼吸だ。浅い胸式呼吸から深い腹式呼吸に変えたとたんに、危機が過ぎたというシグナルが身体に送られる。闘争・逃走反応のすべてを支配する交感神経系は、それに伴うストレスホルモンと共に鎮静する。ホルモン、免疫、筋肉など、ストレスのすべての身体的発現は正常化する。

交互鼻孔呼吸のワーク

背もたれが垂直な椅子に楽に座るか、床にあぐらをかきます(枕や瞑想用のクッションを使って、頭と脊柱が垂直に伸びた状態を維持しても構いません)。

右手を鼻の近くに持っていき、息を大きく吐きます。右手の親指で右の鼻孔をふさぎ、左の鼻孔から息を吸います。左の鼻孔から息を吐き、次に、人さし指で左の鼻孔をふさぎます。

今度は、右の鼻孔から息を吸って吐き、左右を交替して、親指で右の鼻孔をふさぎます。

このパターンを1、2分続けてください。

息を吸うのも吐くのも、できるだけ静かに、リズミカルに行うようにしましょう。

片方あるいは両方の鼻が詰まっていてもがっかりしないように。冬には特によくあることです。

息を吐く時間を、吸う時間の2倍かかるように長くしてください。息を吸うときに頭の中で3つ数え、吐く息が6つ数える間続くかどうかで見当をつけましょう。

交互鼻孔呼吸は神経を落ち着かせるのに特に効果的です。

今度、プレゼンテーションや面倒な電話をする前にひどく緊張したり、勤務時間中に疲れて集中力が落ちたりしたら、数分でできるこの方法を実践してみましょう。

私は自分の患者に腹式呼吸の基本を教えているが、その目的は、本書で解説する、音を中心とした瞑想と、誘導イメージエクササイズの準備をするためである。

浅い呼吸を深い呼吸に変えるための2つの簡単な練習方法をこのコラムで紹介しておいた。

ホメオスタシスの本質は、実際の危機、あるいはそう感じられるものに遭遇した後で、身体に調和を取り戻すことである。

私たちの神経系や心臓血管系は、危機に際しては過剰に働く必要があるが、またベースラインに戻らなければいけない。そうでなければ、不安障害、高血圧、慢性的な筋肉の緊張、心臓病などになる可能性が高い。

同じ現象は免疫系にも起こる。免疫系は、バクテリア、ウイルス、がん細胞などの異物にさらされると、持てる力を総動員して侵入者を破壊する。しかし、免疫系もまたベースラインに戻らなければならない。免疫系がそれ自身を制御できなくなると、慢性関節リウマチ、全身性エリテマトーデス、多発性硬化症などの炎症性疾患や自己免疫疾患、さらに糖尿病にもなりやすい。これらの病気の原因は免疫系の異常な過活動であり、それによって私たち自身の組織が攻撃されるのだ。

さらに、免疫系自体がストレスに反応するということがわかっており、それがホメオスタシスのシナリオをますます複雑にしている。つまり、免疫系のバランスは、ストレスや否定的な感情を処理して、健康で、人生に対して肯定的であるように管理する人間の能力にもかかっているのである。

呼吸と健康の関連性はただ理論上のものではない。多くの研究が肺活量と寿命の関連性を明らかにしている。20年以上にわたって数千人の人を追跡した有名なフラミンガム研究によって、肺活量が少ないと心臓病による死亡率が高くなることが明らかにされた。

さらに、オーストラリアで13年間にわたって実施された研究では、肺活量は、人間の寿命を決める要素として、喫煙、コレステロール値、インシュリン代謝よりも重要であることがわかった。また、酸素との関係はがんにも及んでいる。ノーベル賞受賞者のオットー・ワールブルクは、1960年代に、がん細胞は酸素が欠乏した環境で増殖するという画期的な研究を発表している。心身をホメオスタシスの状態に戻す過程で呼吸が果たしている役割を考えると、あらゆる偉大な精神的伝統のほとんどすべてが、瞑想において深い呼吸を基本としているのは不思議ではない。非宗教的な心身の修練においても同様である。

またヒンドゥー教徒、禅やチベット仏教の信者、スーフィー教徒、中国医学の治療者、アメリカ先住民、近代的な西洋のヒーラーや整体師などはすべて、身体機能の健全さと精神の啓発において呼吸が中心的役割を占めることを認識している。

「私たちが呼吸の技術を学ぶとき」とハズラット・イナヤット・カーンは書く。「最初に気づくのは、呼吸は聞こえるということだ」。私たちは呼吸、つまり音を使って体内の調和を維持する。人体はベートーヴェンやモーツァルトが作った最も精緻な交響曲よりもはるかに複雑だが、多様な構成要素の調和の取れた相互作用に依存しているのは全く同じであり、その結果、「全体」が響きと意味によって動いていくのである。

呼吸が、声を含む多くの楽器にとって演奏の基本であるならば、同じように身体の健康の基本であっても全く不思議ではない。実際、私たちは管楽器奏者のトレーニングから学ぶことができる。彼らは、楽器を正しく演奏するのに欠かせない深い腹式呼吸の一種である「隔壁呼吸」を練習する。

私たちも隔壁呼吸によって肺活量を増やすことができるが、私は、呼吸パターンを変えるための、心にも身体にも最も効果的な方法の1つは、トーニングとチャントだと思っている。

私は、身体の領域でも心の領域でも、病気は不調和の1つの形だと考えている。しかし、ボウルや使い慣れたその他の楽器の演奏、トーニング、倍音を含んだ声を出すことや、その声で歌うことなど、同調化というメカニズムを通じたさまざまなテクニックによって、呼吸を大きく深くし、身体を調和の状態に回復し、自己の精神をエッセンスと再統合することができる。

最後に自分の好きな歌を思い切り大きな声で歌ったときのことを思い出してほしい。

それはシャワーを浴びていたときかもしれないし、コンサートに行ったときや、山の頂上に1人立ったときかもしれない。おそらく気付いてはいなかっただろうが、いつもよりはるかに大量の酸素と、はるかに力強いエネルギーが、身体中に沸き立っていたはずだ。

その体験は、喜びや心地よい興奮と強く結び付いていなかっただろうか？　同様の記憶や経験は、音や振動や呼吸と、感情的および精神的な幸福が直接リンクしていることについての大きなヒントになる。そのリンクは、音楽療法士やサウンドヒーラーが患者のために使う相互作用リンクであり、刺激を受けた患者は、声や楽器という手段を通じて、呼吸と感情の状態を変化させるのである。

同調化とサイコスピリチュアルなワーク

同調化の定義を再確認しておこう。

これはある物体の強いリズミカルな振動が、同様の周波数を持つ第2の物体に放射されると、第2の物体が第1の物体に共鳴して振動するというプロセスのことだ。音とヒーリングの見地から言うと、音波は、さまざまに相互関連した形で人体を同調させ、人体はその音波に共鳴して振動する可能性がある。あるレベルでは、いわゆる音響同調が私たちのエネルギー状態を変え、生理学的な変化を起こす可能性があるが、多くの場合は微細なものだろう。別のレベルでは、音響同調が私たちに感情的な影響を与え、それによって細胞レベルの影響が生じる可能性がある。

多くの研究によって、ストレス、悲観的な考え方、絶望的な気持ちが、さまざまな面で免疫システムの機能を低下させることが明らかにされている。音は同調化のプロセスを通じて、悲観的で抑圧された感情を安定状態に戻し、それはすぐに私たちの生理機能に直接的な影響を与える。また、音響の同調化は、私たちの最も深いところにある自己、すなわちエッセンスと宇宙の調和を回復し、私たちの魂の意識を再び覚醒させる。

時に、音の同調化は純粋に生理学的レベルで治癒を促進することがある。

それは、しばしば、3つのレベルで並行して起きる。

私は、2年前に食道がんを再発して受診に来たある患者のことを今でも鮮やかに覚えている。がんはその4年近く前に私が治療したものだった。ポールは40代後半にして広告代理店の重役を務めていたが、診察室に入ってきたときの姿勢や表情や話し方には、厳しい拒絶に耐えている小さな少年のような雰囲気があった。私は、彼を重たい毛布のように包んでいる悲しみと嘆きの原因は、がんの再発とは何か違うものであるような気がした。

ポールの大きな腫瘍は血管の塊に包まれていた。私は彼に外科手術が選択できないことを説明し、化学療法については経過によって判断し、放射線治療をすぐに始めることを提案した。そして私は話題を変えた。「何か他に気がかりなことがあるように見えますが」と私は尋ねた。「前回の診察の後、何かありましたか？」

「先生はご存じないでしょうが、私は養子なんです」とポールは言った。そして、楽しい子供時代を送ったこと、素晴らしい養父母に育てられ、自分は愛され、受け入れられていると感じてきたことなどを話した。しかし最近、彼を今の家族に紹介した養子斡旋組織と連絡を取ったという。自分を産んだ母親に会ってみたくなったのだ。数カ月後、斡旋組織から電話があり、彼の母親を探し出したが、彼には会いたくないと言っていると伝えられた。

ポールは、くじけずにその女性に手紙を書き、自分の状況を伝え、会いたいという願望を繰り返しつづった。手紙は開封されないまま彼の元へ戻ってきた。それでも、連絡を取ると固く心に決めていた彼は、もう1通、彼女に手紙を送った。今度は自分の写真だけを入れた。再び、手紙は送り返されてきた。封は切られていなかった。「身体の具合が悪くなったのはその直後でした」と彼は言った。「そのとき、がんが再発したのです」

そのタイミングを聞いても私は驚かなかった。ポールの癒しへの渇望が腫瘍よりもはるかに根深いのは、明らかだった。彼は、自分の産みの母が連絡を拒んでいることを知った苦悩を抱えて生き続けるくらいなら、死んだほうがましだ、と思っていると私は感じた。その現実問題に対して、私がしてあげられることはなかった。しかし、もっと大きな問題は、彼の心と魂に刻み込まれた深い苦悩であり、その痛ましい傷を癒せたら、彼の回復の手助けができるのではと考えた。

私は、守ってほしい食事療法について大まかに話した後、数分間ちょっと変わったことを試してみませんかと聞いた。彼は肩をすくめ、「構いませんよ。失うものは何もありませんから」と小さな声で答えた。

私は、これから机の上のクリスタルボウルを鳴らすので、目を閉じて、その音に耳を傾けながら数回深呼吸をしてください、と言った。

また、数分間、彼の身体の中につかえている産みの母から拒絶された気持ちを、頭の中でできるだけ詳細にイメージしてみるように言った。ポールはいぶかしげに眉を上げたが、私の指示に従ってくれた。

私がマレットをボウルの縁に沿って円を描くように何度か動かすと、彼の呼吸はおだやかになり、表情は和らいだ。彼は部屋を満たしたボウルの響きに耳を傾けながら黙って座っていた。

「お母さんに拒絶されたことはどんな感じがしますか？」と私は尋ねた。

彼は、ほとんどささやきと変わらないくぐもった声で、産みの母の徹底的な拒絶は、彼を生きたまま焼く火のエネルギーのように感じると答えた。

私は、そのエネルギーを言葉にできますかと聞いた。彼は一瞬ためらい、1度大きく息をし、そしてうなずいた。彼の口から漏れたのは、ほとんど聞き取れないようなか細い声、死に瀕している人間が出す声だった。苦しみの吐露を続けるうち、彼の顔は苦痛にゆがんでいった。ボウルの音が無意識の苦しみを表面に引きずり出しているかのようだった。この苦しみを解放し続けると、彼は、次第に感情やエネルギーが調和した状態に入っていった。

その後、彼は、養子縁組の問題をもっと深く探求するために心理療法士に診てもらうことになった。もしポールが、クリスタルボウルが放つ強力な振動に共鳴することに思い切らなければ、きちんと認識できない拒絶感と何年も闘っていただろうと思う。これは完全な同調化の例である。

私がポールのために初めてクリスタルボウルを鳴らしてから3年がたった。今や彼は自分のクリスタルボウルを持っていて、週に数回、瞑想の実践と共に演奏している。彼はまた、私が処方した栄養プログラムに忠実に従っており、心理療法士とエネルギーヒーラーのところにも定期的に通っている。彼のがんは安定していて、腫瘍に変化はなく、彼は完全に無症状である。ポールの食道腫瘍が2年間成長していないという事実は、腫瘍学のどんな基準に照らしても素晴らしい結果だと言える。今の時点では、彼には化学療法は必要ないし、がんが進行し始めない限り今後も必要ないだろう。私は、彼は非常によく頑張ったと思っている。心と身体、感情と魂の両方を包含する視点から自分の治癒に取り組んだのだから。

ポールの経験は、音の同調化が、生理学的レベルと同様に感情のレベルでも、どれほど治癒を促進するかを的確に示している。今、ポールと彼の腫瘍はある種の緊張緩和状態に達している。その原因は、彼の心身システムが見事なバランスを取っていることだと私は確信している。そして、そのバランスをもたらしているのは、彼が自分のエッセンスおよび宇宙とのハーモニックな共鳴状態を維持するために行ってきたサイコスピリチュアル（心理精神的）なワークによるのである。

同調化のダイナミクスを科学する

言うまでもなく、私の患者の事例は説得力のある証拠ではあるが、逸話に過ぎない。しかし、同調化のダイナミクスについての科学的情報、つまり、音の治癒力の1つの根拠として同調化を裏付ける証拠も豊富にある。

揺れが一致する振り子時計についてのホイヘンスの観察を思い出してほしい。「実際、それらは、機械的な精度に見合った能力をはるかに超えて共通のビートを維持しようとするのだ」と『サイレント・パルス』（スワミ・プレム・プラブッダ他訳、工作舎、1980年）の著者ジョージ・レオナードは書いている。「あたかも同じ時を共有したがっているかのようだった」

物理学者たちは、ホイヘンスの発見を再現し、同様なリズムを持った2個の振動体が近接して振動するとき、それらは揺れが同期するように調和して振動する性質があることを示した。

動物界にも同調化の証拠がある。動物行動の専門家であるブライアン・L・パートリッジ博士によれば、鳥や魚や動物の大きな群れは、すでに決まっているリーダーに従うという一般的な考えは間違いで、「ある意味で、集団全体がリーダーであり、それぞれの個体は追随者の一部なのだ」という。したがって、そのグループは「個体の集合体というよりもむしろ1個の生物のようなものだ……。集団の個々のメンバーが、自分以外のメンバーがどちらに動こうとしているのかを知っていると言ってもいい……。群れの動物が決してぶつからないという事実はこの仮説に合致する」

確かに、原子、惑星の軌道、動物の群れ、人間の生理学のあらゆる側面など、すべての創造物は調和へと向かう性質がある。

特に人間の中のこの傾向に言及して、ドイツの生理学者ギュンター・ヒルデブラントは言っている。「人体は調和の原理に従って構成されているだけでなく、その原理の中で機能している」

人間の生理機能に見られる調和の原理の驚くべき実例を紹介しよう。

それは、映画『The Incredible Machine（驚異の機械）』に描かれており、レオナードは次のように言っている。

「2個の心筋細胞が顕微鏡を通して見える。それぞれが独自のリズムで脈動している。2つの細胞は次第に近づいていく。もう少しで接触するというときに、突然、リズムに変化が起こり、2個の細胞は、完全にシンクロして、一緒に脈動し始める」

筋骨格系、神経系、呼吸器系、循環系など、私たちの人体のあらゆるシステムは、固有のリズムに従って動作するようにできている。私たちの心臓と脈は絶え間ないリズムを刻んでいて、健康と活力の指標になっている。呼吸はゆっくりだがやはりリズムを持っている。血液は心臓の鼓動に基づいたリズミカルな周期で流れている。音楽がどのように精神と身体に影響を与えるかについて書いたドイツの音楽学者ルドルフ・ハーゼは、同じ現象を音楽家の視点から説明している。「人体のリズム運動、つまり、脈、呼吸、血液循環は、完全に調和して機能しており、それと結び付いた活動も同様であることがわかっている」

「ピンとくる」の起源は人間関係における同調化！

人間の体内で働く調和と同調の原理と同じものが、人間関係にも顕著に現れる。気の合う友達というものは、出会ってすぐにわかるものだ。そのような関係を、「出会った瞬間にピンときた」などという言い方をする。おそらく、その「ピンときた」は、同調化が起こったことを無意識に感じ取っているのだろう。大学の学生寮などで生活空間を共にしている女性同士は、しばしば月経周期が一緒になるという。女性の中には、ほとんど毎日話をする親友と月経周期が同じになったと話す人さえいた。

人間関係における同調化については、研究者によってより厳密に観察され、研究されてきた。研究者の中にはボストン大学メディカルスクールの科学者ウィリアム・コンドンがいる。コンドンは、同調化は通常の人間の対話の中でも起こることを発見し、証拠として、講義を聴いている学生の脳波が教授の脳波と同じ振幅になることを示した。

また、彼は、会話をしている2人の人間の間にも、極めて同期性の高い脳波が発生することを明らかにした。興味深いのは、これらの研究対象で脳波の同調が起きたのは、彼らが会話を「良い」と評価したときだけだったことである。その理由としては、おそらく何らかの相互理解とコミュニケーションの楽しさがあったことが指摘できる。

コンドンは多くの会話を撮影して、1コマ48分の1秒という遅い速度で分析した。彼は、聞き手の身体の動きを話し手の声と比較し、それらが完全にシンクロしていることを発見した。「聞き手が、話し手の発言と正確にシンクロして動くのが観察された」とコンドンは言う。「これは『同調』の1つの形であるように思われる。なぜなら、1コマ48分の1秒の速度でも、識別できる遅れが見られなかったからである……。それはまた、人間のコミュニケーションの普遍的な特徴であるとも考えられる……。全く知らない者同士でもこのシンクロを示したからだ」

マーチン・ルーサー・キングのような雄弁家の演説を考えてみよう。

この偉大な説教者は、詩的な言葉とリズムで聴衆を鼓舞することができた。キングの魔法は、声のパワーと説教に含まれる確固とした信念に由来する。しかし、ジョージ・レオナードが指摘するように、心を揺さぶるフレーズの繰り返しが、聴衆のリズミカルな言葉やかけ声での応答を喚起したのは、同調化現象の現れである。演説者と聴衆がお互いの音とリズムに深く同調したために、キングの言葉は文面をはるかに超える意味を伝えたのだ。

多くの人々が、マーチン・ルーサー・キングをスケールの大きなヒーラーだと考えるだろう。彼ほどでなくても、他のヒーラーも患者とエネルギーのシンクロを起こすことがある。

コロンビア大学の心理学者ポール・バイヤーズは言っている。「精神科医と患者の間で心臓の鼓動がシンクロすることが報告されてきた」と。この興味深い知見が意味することは、セラピーの場において治癒を促進するものの1つは、セラピストと患者の間に発生する同調化だということだ。それは、両者のエネルギーのシンクロであり、言い方を変えると、セラピストの声が患者をよりリラックスした受容性の高い意識状態に導いているということである。

過去20年以上の研究により、同調化のプロセスを通じて人間の生理機能が音や音楽の刺激に反応するさまざまな形が明らかにされた。

◎ベートーヴェンの《交響曲第5番》を音楽鑑賞の授業で22人の大学生に聴かせたところ、被験者の心拍数に顕著な変化が記録され、その変化は第1楽章のテンポの変化に直接関連していた。

◎研究者ヨハネス・クノイトヘンは、子守歌を聴きながら眠った赤ん坊は、その音楽のリズムに合わせて呼吸し始めることを明らかにした。

◎血圧、脈拍数、呼吸数、その他の自律神経系の機能に音楽が与える影響を調べた一連の研究で、被験者の心拍数が音楽の音量とリズムの両方に反応することがわかった。中には、心拍数または呼吸のリズムが実際に音楽のビートにシンクロした例もあった。

医師と患者のシンクロ／信頼と治癒は深く結び付いている！

私たちの生理機能のリズムは、人間が宇宙の他の「もの」とそれほど違っていないことの証拠となる。人間は振動する物質からできているシステムだからだ。

したがって、私たちが誰かと「気が合わない」とか「波長が合わない」とか言うとき、実際に意味しているのは、その人と同調していないということである。気軽で心地よいやり取りを期待できるようなリズムが見つけられないのだ。

私はがん専門医であってセラピストではないが、患者の治癒のために自分ができることの1つは、オープンで安心できるようなコミュニケーションを取ることだと信じている。患者に統計学的な生存可能性を知らせ、事務的に治療方針の概略を説明するだけでは十分ではない。私たち医者は、医学博士バーニー・シーゲルが「癒しのパートナーシップ」と呼ぶものを患者と共に作り上げなければいけない。シーゲルは、ジョンズ・ホプキンズ大学の精神科医であるジェローム・フランクが行った研究に言及している。フランクは網膜剥離の手術が予定されている98人の患者にテストを行い、彼らの独立心、楽観主義度、医師への信頼度について調べた。シーゲルは、「信頼レベルの高い患者は他の患者よりも早く回復した」と言っている。

私はこの結果に少しも驚かない。信頼が2人の人間の間に存在するある種の共鳴でないとすれば、いったい何だろうか？　患者が診察に訪れたとき、私は、患者が当然抱く恐れを和らげ、混乱を取り除くように話す。そして癒しのパートナーシップが生まれるような雰囲気を作るように努める。そのために、私は、初診のときに患者にシンギングボウルを紹介し、患者が私の声だけではなく、ボウルの音にも同調するようにするのだ。

デービッドは40歳で左の腎臓のがんと診断されたが、そのときすでにがんは肺に転移していた。デービッドはミュージシャンとして成功し、幸せな結婚をし、3人の子供の父親だった。

彼は、初診の際、がんによる当然のストレスを別にすれば、人生に「何の不満もない」とはっきりと言った。デービッドの言葉は、私には真実には聞こえなかった。爪にはひどくかんだ痕があり、会話の間中、神経質に足を揺すっていた。彼は、ミュージシャンとして、本棚に並べてあったチベタンボウルやクリスタルボウルに強い関心を示し、ぜひ音を聴いてみたいと言った。彼が診察室を出るときには、私は、少なくとも、彼との癒やしのパートナーシップの一端を作り出せたと感じていた。

次の診察の途中で、デービッドはふと口をすべらせた。「ゆうべ、すごく不思議な夢を見ました」。次の予約の時間が来ていたが、彼がその夢について話すのは大切なことだと感じたので、そのまま話してもらった。「その夢で、自分が10歳ごろまでよく寝小便をしてたのを思い出したんです」。彼は、私に何か言ってほしそうに間を置いた。

「それはつらかったでしょう」と私は静かに言った。そして、今では夜尿症についてずっといろいろなことがわかっていると説明した。夜尿症は、通常、思春期直前の子供に起こるが、それは、脳の中で、就寝中の膀胱の機能をコントロールする化学物質の生産が遅れたことによるものだと話した。

彼はうなずいた。「そのことで兄たちにひどくいじめられました」。感情が高まって彼の声が太くなった。「私のミドルネームはエディなんですが、『ウエッティ』って呼ぶんです」

彼は、私が吹き出すのを予期するかのように、また少し間を置いた。30年前、彼の兄弟たちは大笑いしたに違いない。「子供は時にとても残酷になります」と私は言った。

彼の両親は、見当違いにも、デービッドを「助け」ようと、ある装置を買ってきて彼のシーツの下に入れた。シーツが濡れるとアラームが鳴る仕掛けだった。「あいつが鳴り響くたびに私がどれだけ恥ずかしい思いをしたか、先生にはわからないでしょうね」とデービッドはつらそうに言った。「どうしようもない気持ちでした。自分をコントロールしようとすればするほど失敗しました。またあの音を聞くぐらいなら死んだほうがましだと思ったこともあります」。彼は私を見上げて首を振った。「このことは今まで誰にも話したことがありません」

私は自分を信用してくれたことについてデービッドに感謝を伝え、回復に非常にいい影響があると話した。私の声の穏やかで安心できるトーンと、初診のときにできた信頼感が、デービッドの心を開かせたのだと感じた。私の声のトーンと態度によって「同調」した彼は、心を癒すボウルの音も積極的に受け入れ、最終的には、心と魂の癒やしの一部として自分の日常生活に取り込んだ。デービッドの心の中で、残酷で恐ろしいアラームの音がシンギングボウルの音に入れ替わり、生きることを促す共鳴を生み出したことがはっきりと感じ取れた。それは彼が生きるための闘いをする上で非常に大きな助けになるはずだった。彼は「音の薬」を使うことに加えて、厳しい栄養療法や、その他の免疫強化療法を受けた。2年がたった今、デービッドはがんの完全寛解《かんかい》（症状が消え安定した状態）を維持している。子供のころから引きずってきた恥ずかしい思いは、ついに葬り去られたようだ。

鉦《かね》、笛、ボウルを使った同調化によるヒーリング

音の同調化を治癒に使うというのは、太古からの考え方である。

前の章で、シャーマニズム的なヒーリングと、リズミカルな太鼓の音によって導かれる意識変容状態について書いた。古代文化のシャーマンや祈禱師は、明らかに同調化を治癒の目的で使っていた。

ごく最近、科学者たちは、こうした音の儀式によって私たちの生理機能が変えられる仕組みを突き止めた。ジーン・アクターバーグは、著書『自己治癒力——イメージのサイエンス』（井上哲彰訳、日本教文社、1991年）の中で、シャーマニズムの太鼓の分析について記している。それに

よると、太鼓のリズミカルなビートは0・8から5・0ヘルツの周波数を含んでおり、それは「シータ誘導力」を持っているという。アクターバーグが意味しているのは脳波のシータ波で、私たちが深いリラックス状態にあるとき得られる周波数だが、仏教の瞑想の指導者は覚醒している意識でそれを達成することが知られている。この研究からわかることは、少なくともシャーマニズム的な儀式での音は脳波に同調し得るということであり、それは意識変容状態と治癒の両方の面で重要な臨床的意義を持つ。シータ状態は、意識と無意識をつなぐ橋であり、深い自己認識と身体の再生へつながる、めったに通れないルートだと考えられている。

チベット仏教の瞑想者は、小さなシンバルのような形をしたティンシャ（チベタンベル）と呼ばれる1対の小型の鉦《かね》を使う。ティンシャは瞑想の儀式で打ち合わせて鳴らされるが、2つの鉦がわずかに違ったトーンを出す。詳しい調査の結果、鉦は、このトーンの差異によって4〜8ヘルツの極低周波（ELF）音を出すことがわかっている。

これは瞑想中に発生する脳波の周波数であり、鉦は脳波をこの周波数に同調させる。ティンシャが何世紀もの間、瞑想を始めるのに使われてきたのは不思議ではない。ティンシャは修行の始まりを知らせ、しばしば瞑想を伴う深いリラックス状態に入るのを実際に助ける。

もう1つの、古代インカやマヤ文明で使われていたヒーリング楽器は、一般にペルーの笛と呼ばれる複雑な構造の笛である。それは7本をセットにして使う管状の器具で、際立って共鳴する音を出す。研究者のスティーブン・ギャレットとダニエル・スタットネコフは、精度の高い周波数計とスペクトル分析器を使って、ペルーの笛が生み出す音の帯域を測定した。1988年のニューヨーク・タイムズの記事によれば、彼らは、笛が、太く低い音、テープレコーダーには録音できず、人間の耳だけに聞こえる低周波音を出すことを発見した。「そうした低周波音は、意識状態を変えるための重要な宗教的儀式の一部だったと考えられる」とギャレット博士は言っている。

私が治療に使っているチベットのシンギングボウルが、人間の生理機能に対してさまざまな「同調」効果を持つことの科学的根拠は第4章で詳しく説明する。ここでは、シャーマニズムの太鼓、ボウル、ティンシャ、ペルーの笛が、心と脳と身体に影響を与え、健康と治癒の助けになると言うにとどめておこう。

不似合いな組み合わせかもしれないが、ある意味私は、儀式的なシャーマニズムの習慣の一側面を、現代の腫瘍学の治療法と統合しようとしてきた。しかし、ヒーリングの儀式に音を使うことは、単なる迷信ではない。それは、少なくとも部分的には、音の同調化という根拠に基づいている。音の同調化は、現在では多くの文献で裏付けされた現象なのである。

「私たちが世界とのつながりを感じる能力は、私たちがいかに世界に同調できるかにかかっている」とジョージ・レオナードは書いている。つまり、私たちが、周りにあるものの振動に自分を同調させる、あるいはそれらの振動とのハーモニーを経験する能力を持てば、自分と世界のつながりを感じることができる。あらゆるコミュニケーションの基本である同調化ができなければ、私たちは宇宙と調和した存在ではなく、孤立した存在になってしまう。だから、治癒とは基本的に不調和からの調和への回復であり、それによって私たちは自分の生命エネルギーやエッセンスと再びつながることができるのである。

私は、音の医学を探究していくうちに、それが「ぼんやりした」ものでも、根も葉もないものでもなく、科学的、論理的な基盤を持ったものだということがわかってきた。物理学と生物学の境界線にある同調化という概念を知ることで、音は生理学的に影響を与える力を持っているということがわかった。

音を適切に使えば、身体をより調和させ、身体のホメオスタシスを高めることができる。人体が振動し続け、けがや病気から回復するためには音が必要なのである。音と呼吸は1つのものだ。発声やチャントや歌を実践することは呼吸に再び生気を与える。呼吸は、それ自体が調和やホメオスタシスへの鍵なのである。

音の医学の特質である、同調化、ハーモニー、ホメオスタシスは、癒やしの技術と科学における新しいムーブメントの合理的かつスピリチュアルな基盤となるものなのである。

第3章 音楽療法の現場——音声、リズム、歌によるヒーリング

聖書の時代までさかのぼると、音楽はヒーリングの手段だと考えられていた。『サムエル記上』によると、サウル王が「主の霊から来る悪霊」に悩まされていたとき、彼の家来たちが、苦しんでいる魂を琴の演奏によって治してくれる者を探すようにと王に助言した。演奏がうまいと評判のダビデという名の若い羊飼いがすぐに呼ばれた。ダビデが「琴をとり、手でそれをひくと、サウルは気が静まり、良くなって、悪霊は彼を離れた」(サムエル記上16：23)

ダビデの演奏は、治療法としての音楽が最初に記録された例かもしれない。しかし、音楽療法士であり、シャーマニズムやその他の古代のヒーリング文化について長く研究を続けているジョーゼフ・モレノは、現代の音楽療法は、その幅広い定義や使用法も含めて、3万年の歴史を持つシャーマニズムの音による治癒の伝統から発展したものだと指摘する。

専門職による治療としての音楽療法のルーツは、音楽家が負傷兵の娯楽のために演奏した第2次世界大戦にさかのぼる。初めは、決まりきった病院生活の退屈を紛らせることが目的だったが、やがて音楽家たちは、それ以上の結果を目にするようになった。

定期的な演奏の結果として得られた効果には、抑うつ症状の軽減、患者間での交流の推進、士気の向上、感情表現の増大、現実との関わりの改善などがあった。それ以降、音楽療法は、次第に認

知度を高め、心と身体のあらゆる症状に応用されるようになった。

現在では、人間の発達と行動に対する音楽の心理学的、生理学的効果を評価し確認する数多くの研究が存在する。しかし、シャーマニズムのモデルを忘れてはならない。声によって生み出されたものでも、楽器によって生み出されたものでも、あるいはその両方を合わせたものでも、音楽は、意識を超越した領域である私たちのエッセンスとのつながり、ひいては宇宙とのつながりを回復してくれる。

作曲家のスティーブン・ハルパーン博士は、1970年以降、音とヒーリングの分野のリーダーであり研究者でもある。「自己および宇宙と調和することは単なる詩的な概念ではない」とハルパーンは言う。彼は、初めてクリスタルボウルと誘導イメージを使って脳波をアルファ波やシータ波の状態にした人物の1人である。それによって実現されるリラックス状態がヒーリングの大きな助けとなると彼は考えている。

カール・ユングは、神話と元型［注：アーキタイプ。ユングによる分析心理学の用語で、全人類に普遍的なイメージや観念を紡ぎ出す源泉として想定された仮説的概念］の研究を通じて心理療法にスピリチュアリティーを取り入れた先駆的な精神分析学者である。彼が治療における音楽の有効性を発見したのは、音楽療法家でありコンサートピアニストでもあるマーガレット・ティリーに出会ったおかげだった。1956年にスイスにあるユングの自宅をティリーが訪ねたとき、ユングは怒ったような調子で彼女に言った。「これまであらゆる音楽を聴いたし、偉大な演奏もすべて聴いた。だが、もうこれ以上音楽は聴かない。疲れるし、いらいらする」

ティリーは彼の語気の強さに驚いた。とりわけ「広く、ほの暗い、居心地の良い居間」に「ふたを上げたベヒシュタインのグランドピアノ」が置かれているのを見ると不思議だった。彼女が、なぜ音楽をやめたのかと訪ねると、彼は答えた。「音楽は非常に深い元型的なものを扱っているのに、演奏する人間はそれがわかっていないからだ」

そう言う一方で彼はティリーの職業に強い関心を示し、お茶が終わるとすぐに言った。「きみの患者と全く同じようにぼくを治療してくれないか……。さあ、ピアノのところへ行こう」

「私は、何となく夢の中にいるような気分でピアノを弾き始めました」とティリーは回想する。「彼は明らかに感動していました……。『私に何が起こっているのかわからない』と彼は言いました。『いったいきみは何をしているんだ?』」

「そして矢継ぎ早に私に尋ねました。『こういう症例のときにはどうするんだ? 実際には? 話すんじゃなくて、弾いてみせてくれ』。私はたくさんの事例を話しました。ピアノの前で2時間以上を費やしました……。そしてとうとう彼が大声を上げたのです。『これで、夢にも思わなかった分野の研究への大きな道が開けた。きみの話が理解できたからじゃなくて、私自身が実際に感じて経験したからわかったんだ。これからは、音楽があらゆる分析に欠かせないものになると思う。音楽を使えば、患者の奥深くにある根源に触れることができる』」

ユングの大胆な発言はまだ実現されていないが、治療プロセスにおける音楽の役割はますます広く受け入れられるようになってきている。例えば、後で触れるヘレン・ボニー博士の革新的な仕事は、ヒーリングや魂の成長のためにクラシック音楽、イメージ、夢判断、ユング派の神話学などを利用している。だから、私が音楽療法について語るときは、ユング、モレノ、その他の臨床家や研究者の包括的な洞察力から得たものに基づいて語っている。そういう人たちの中に、ホリスティック看護分野のリーダーであり、「魂の音楽による看護学」の提唱者である、看護師のキャシー・E・ガゼッタ博士がいる。ガゼッタは、音楽療法を「振動する音を聴くことによって効果を得ようとする」プロセスとして追求してきた。

「音楽の波動は」と彼女は書いている。「基本的に、（ストレスを受けたり病気になったりして）調和が壊れた身体には調整機能の回復に、調和が取れた身体には調整機能の維持強化に役立つ。音楽療法のメリットは、言語が持つ波動の力と、身体・心・魂に、左脳を働かせることなく、それぞれ固有の基本周波数をもたらすことができる力にあるのである」

治療手段としての音や音楽に対する私の信頼は私自身の経験から生まれたものであり、確固とした科学的証拠に基づくものではない。しかし、医師としては、どうしてそうなるのかを知りたいと思い、私が直感的に正しいと思っていることの証拠となる研究を探し始めた。嬉しいことに、私が非公式に集めていた逸話的な証拠を裏付ける興味深い臨床研究が多数見つかった。

音楽は生理機能を変える

音楽に治癒能力がある証拠の第1のカテゴリーには、音楽がさまざまな生理機能に与える影響が含まれている。

◎**不安を減らし、心拍数、呼吸数を下げる**：心臓発作を起こしてまもない40人の患者に「リラックスする音楽」を聴かせ、心拍数、呼吸数と表現可能な不安の状態を測った。結果は、3つの指標すべてで統計的に有意な減少を示した。これは、音楽の使用が、心臓病患者が持つ高いレベルの不安を低減するのに効果的な方法であることを示している。

◎**心合併症の発症を減らす**：キャシー・ガゼッタの報告によると、心臓発作の後で冠疾患集中治療室に入ってまもない患者のうち、2日間音楽を聴かせた患者は、聴かせなかった患者に比べて合併症の発症が少なかった。

◎**血圧の低下**：1989年のある研究によると、2枚のアルバムを聴いた9人の被験者の収縮期血圧（最大血圧）が著しく低下した。次のどちらのアルバムも平均的なビートが55ヘルツ（音波が振動する1秒あたりの周期数）よりも低かった（ドン・キャンベル作曲のピアノとシンセサイザーのアルバム『Essence: Crystal Meditations（エッセンス：クリスタル・メディテーション）』および、ダニエル・コビアルカの『Timeless Lullaby（タイムレス・ララバイ）』）。

◎**血圧と心拍数の低下**：さまざまな種類の音楽を使った別の実験では、最大血圧および最小血圧が、1セッションにつき5ポイント（mm/Hg）も低下した。心拍数は1分につき4〜5減った。

◎**血圧と騒音の関係**：逆に、騒音は、闘争・逃走反応を引き起こす可能性があり、血圧を10パーセントも上昇させることがある。

◎**心臓手術を受けた患者の、血圧、心拍数の低下および、騒音に対する過敏性の低下**：研究者は、騒がしい重症患者管理病棟に収容された手術後の心臓病患者に対して、音楽を聴くことが神経系を鎮静させ、回復を助けるかどうかを調査した。騒音に対して過敏な者と、そうでない者を含む術後患者40人の心拍数と動脈血圧を、手術の翌日、部屋に音楽を流しながら15分間計測した。1997年に行われたこの研究により、「心臓病患者に手術後1日目に音楽を聴かせると、被験者の騒音感受性に関わりなく、騒音に対する不快感が低下し、心拍数、最大血圧も低下した」という結論が得られた。

◎**免疫細胞メッセンジャーの増加**：ミシガン州立大学の科学者たちによる1993年の報告によると、被験者に15分間音楽を聴かせると、インターロイキン－1（免疫細胞のメッセンジャー分子で、他の免疫細胞の活動の調整を助ける）のレベルが12・5～14パーセント増加した。自分が好きな音楽（モーツァルト、ライトジャズ、「ニューエイジ［注：リラクセーションや癒し、瞑想のための演奏主体の音楽］」あるいはラヴェルなどの印象派）を聴いた被験者は、最大25パーセントのコルチゾールレベルの減少を示した。コルチゾールは過剰に生産されると免疫システムを抑制するストレスホルモンである。この結果から研究者は次のような結論を導いた。自分で選んだ音楽は「深く肯定的な感情を引き出し、それによって、病気を悪化させる要素に対抗するホルモンの放出を促す」。

◎**検査中のストレスホルモンの低減**：音楽が、苦痛を伴う検査中に過剰なコルチゾールの放出を防げるかという別の調査が、ドイツの医師たちによって行われた。胃の内視鏡検査ではプローブを口から胃へ挿入するが、この検査を受けた3つのグループの患者のコルチゾールとACTH（副腎皮質刺激ホルモン）を測定したところ、検査の間、自分が選んだ音楽を聴いていたグループはストレスに関連する双方のホルモンレベルに顕著な低下が見られた。

◎**エンドルフィンの分泌増加**：カリフォルニアのスタンフォード大学依存症研究センターで実施された実験では、被験者に、マーチングバンド、霊歌、映画のサウンドトラックなど、さまざまな種類の音楽を聴かせた。被験者の半数が、聴いているときに幸せな気持ちになったと報告したため、研究者は、音楽の喜びには、脳の天然の鎮痛剤であるエンドルフィンと呼ばれる麻薬様化学物質が介在しているのではないかと推測した。この仮説を検証するため、研究者は音楽を聴いている被験者に、エンドルフィンをブロックするナロキソンを注射した。その結果、被験者は快感の減少を経験し、ある種の音楽はエンドルフィンを増加させることがあるという示唆が得られた。また、エンドルフィンには免疫システムの強化など、他の健康上のメリットもある。

病院における音楽療法の活用

ここアメリカでも、そして国際的にも、医療関係者は、さまざまな病気の入院患者に対する治療の一形態として音楽を使うことの効果を次第に認識するようになってきている。

メリーランド州ボルチモアにある聖アグネス病院冠疾患管理部長の医学博士レイモンド・バールは、こう明確に言っている。「音楽療法は、疑いなく、現代の重症患者の治療手段の中で高い重要性を持っている……。人をリラックスさせる音楽の特性によって、患者は自分の症状を受け入れ、過剰な不安なく治療を受けることができ、回復が早くなる」

私自身の経験と、私が検討したあらゆる臨床データを基に言うのだが、病院における音楽療法の役割に対するバールの率直な評価と、「30分の音楽は10ミリグラムのValium［注：抗不安・鎮静薬ジアゼパムの商品名］に等しい効果がある」という彼の主張に、私は強く同意する。私は、入院患者のためにも外来患者のためにも、相補医療の手法をできるだけ幅広い分野で導入することを強く支持している。だから、証明されている抗不安効果やその他の効果を根拠に、すべての病院で音楽療法の提供を義務付けるべきだと考えている。多くの医療機関では、まだそうしたプログラムを既存の組織に取り入れることへの抵抗が強いが、すでに実現している医療機関はアメリカ全土にあり、カナダ、英国、中国、日本にも存在する。

医学における音楽の利用についての世界的な研究者の1人である麻酔科医の医学博士ラルフ・シュピントゲは、医療における音楽の生理学的影響を次のようにまとめている。

心拍数、動脈血圧、唾液の分泌、皮膚湿度、副腎皮質刺激ホルモンACTH、およびプロラクチン、ヒト成長ホルモンHGH、コルチゾール、β-エンドルフィン等のストレスホルモン［注：β-エンドルフィンはストレスが高まると分泌が増加する］の血中濃度、などの生理学的指標は、抗不安作用のある音楽を聴かせると、麻酔前の抗不安薬、鎮静薬などの投与と比べ、著しく減少する。脳波の研究では、術前段階での音楽の睡眠導入効果が証明されている。患者

の主観回答は、極めて肯定的なものが（5万9000人中）約97パーセントを占めている。患者たちは、音楽が手術前の状況や局所麻酔での手術中にリラックスするのに本当に役立ったと述べている。

臨床的研究と同様に、多くの説得力のある逸話が、医療としての音楽に対するシュピンツェの簡潔な評価を裏付けている。音楽の教授であるアーサー・ハーベイ博士は健康管理での音楽の使用が専門だが、現代医学の中で音楽が果たす役割について論じた「Music in Attitudinal Medicine（感じる医学としての音楽）」と題した論文で、そういった逸話の1つを紹介している。ハーベイは、病院に入院していたある高齢の女性を訪ねた。その女性はCATスキャンを控えて不安を募らせていた。彼は、不安を和らげようと思って自分のウォークマンとバロック音楽のテープを彼女に手渡した。すると、「ほんの数分で」と彼は書いている。「彼女の呼吸は穏やかになり、顔に血色が戻り、彼女の様子はパニックと恐怖から安らぎへと一変した」

公認ソーシャルワーカーであるリンダ・ロジャースも同様の考えを表明している。彼女の最初の仕事は、ニューヨーク市のマウントサイナイ病院の臨床ソーシャルワーカーだったが、そこでの経験が音楽と医療の統合に関する彼女の長年にわたる関心を形作った。ロジャースは、ブロードウェイで大ヒットした「オクラホマ！」や「サウンド・オブ・ミュージック」などの作曲家であるリチャード・ロジャースの娘で、彼女自身も子供向けの音楽の作曲家である。1982年にマウントサイナイに着任したとき、彼女は心臓切開手術を見学する許可を得た。「それは驚くべき経験でした」と、彼女は10年以上後に振り返っている。「何よりも、耳障りな不協和音にびっくりしました。金属の器具が金属の皿に当たる鋭いガチャンという音。次の手順のために他の器具や装置を準備するドンドン、コツコツ、カタカタといった音。手術室のすべての機械類が出すブルブル、ガタガタといった絶え間ない振動音、それも1つ1つが別個のリズムとはっきりと聞こえる音量を持って。耳をつんざくようなアラームの音や、他のモニター類が出す神経に障る音。そして、外科医の趣味だからという理由で2つのラウドスピーカーから流れるフランク・シナトラの曲」

ロジャースは、医学文献に当たって、麻酔をされているときのことを患者がどのくらい覚えているかについての研究を探した。資料は彼女が患者から聞いた言葉に確証を与えた。「他のすべての感覚系と違って、聴覚路には特別な中継路があります。聴覚神経線維は麻酔の影響を受けないので、音を伝え続けます。簡単に言えば『聞くことは止められない』のです」

この発見が動機となって、ロジャースは「音楽処方財団」を設立した。財団では安心を与える誘導イメージと抗不安作用のある音楽を組み合わせた、手術の前、途中、後に聴くためのテープを制作している。最近、ロジャースは、ニューヨーク病院で前立腺がんの手術を受ける男性を対象に、3年にわたり行われた、音楽が患者の不安レベルに影響を与えるかどうかを調べる未発表の研究に参加した。ロジャースのテープを聴いた患者は、自分の好きな音楽テープを聴いた患者や、何も聴かない患者とは対照的に、指の温度に上昇が見られた。それは、不安が減少したことを示している。

さらに、ロジャースは言う。「私のテープを聴いた患者さんの95パーセントがそのことをとても喜んでいて、もう一度聴きたい、他の患者にも勧めたいと言ってくれます」

最近、ある臨床実験で、術前、術中の患者のための、豊かな音楽演奏の付いた誘導イメージ音楽テープの顕著な効果が実証された。誘導イメージ療法の先駆者である心理療法士のベルルース・ナパステックが開発したイメージテープは、外科の患者を、良い手術結果を示唆するイメージを使って、安心できる場所へいざなう。治癒を促進するための、骨や皮膚がつながった身体のイメージや、患部に必要な栄養を送る血液のイメージだ。優しく思いやりのある声で、ナパステックは患者に、家族、恋人、天使、亡くなった人など、自分の支えになる存在、一緒に手術室にいてほしい存在を想像するように誘導する。テープは、魂がつながる感覚を促進するようにできていて、そうしたイメージを喚起するために特別に作曲された音楽を編曲してある。

研究は、手術における心身医療的システム［注：mind-body interventions。心理面からの働きによって身体機能や症状に介入しようとするもの］の先駆者である、麻酔科医の医学博士ヘンリー・ベネットによって行われた。ベネットは335人の外科の患者を無作為に5つのグループに分けた。そのうち4グループには手術前の数日と手術中に心身相関テープを聴かせた。残りの1グループは対照群で、ヒューという音だけを聴かせた。4つの治療群に聴かせたテープはそれぞれ内容が非常に異なっていた。

（1）良い手術結果を想像するようにというベネット自身の指示。

（2）簡単なリラクセーションの指示とその後に続く安らぐ音楽。
（3）左右の耳に異なる周波数で別々のトーンを聴かせ、脳波を遅くしてリラクセーションに導く「ヘミシンク」のリラクセーションテープ。
（4）ナパステックが苦心して作り上げたイメージ・音楽療法のテープ。

ベネット博士は特に手術結果に注目していたが、データを集計したとき、その結果に驚いた。術後の回復プロセスの促進において顕著な値を示したのは（4）ナパステックのテープだけだったからだ。彼女のテープを聴いた患者は統計的に有意なレベルで出血が少なかった（対照群の350立方センチメートルに対して、わずか200立方センチメートル）。また、それらの患者は、対照群の患者よりも入院日数が平均で丸1日少なかった。

ベネットの重要な臨床実験でわかったことは、専用に作った誘導イメージと音楽の組み合わせは、イメージあるいは音楽だけを使った場合よりも、外科の患者に対する治療効果が明瞭だったということである。テープが成功したことの自己評価として、ナパステックは、組み合わせた音楽の感情的、感覚的な効果によるところが大きいとしている。しかし、彼女はまた、自分が使った音とイメージに個人を超えた力があることを評価している。「一番良かったのは、患者さんを、日常を超えて、非日常の意識状態に、さらには本当の自分に戻れる状態に持っていけたことです」と、彼女は説明する。「あのテープは、彼らを、安心できる場所、愛と力を感じる場所に連れて行ってくれます」

音楽が人間の神経システムに与える影響が最もはっきりと表れるのは、治療に劇的に反応する重い神経疾患の患者のケースだろう。映画「レナードの朝」は、有名な神経学者である医学博士オリバー・サックスと、彼のパーキンソン病患者に対する治療を描いている［注：正確には、映画はオリバー・サックスによる同名の著作の一部を元にした創作であり、主人公もサックス博士ではない］。サックスはニューヨークのブロンクスにあるベス・エイブラハム健康サービスの音楽・神経機能研究所に、音楽療法部長コニー・トメイノ（学術博士、認定音楽療法士）と共に開設当初から関わっている。2人は、協力して壮大で革新的なプログラムを開発し、パーキンソン病の深刻な影響で何年も身体が凍りついたように動かなかった患者に奇跡とも思える成果をあげた。「運動障害を持つ人にとって、音楽は触媒のような働きをします。動くことを考えるだけだった人が、1つの音を聴くだけで本当に動けるようになることもあります」と、トメイノは言う。それまで歩けなかった人でさえ、「音楽があれば、車椅子から跳びおりて踊り始めることができます」。ベス・エイブラハムで実施された研究は、パーキンソン病患者が音楽療法によって一定レベルの運動能力を回復できることを明らかにした。この発見は、脳卒中やその他の神経学的障害を持つ人々にとって福音となった。

1991年、上院の加齢に関する特別委員会で、音楽療法による神経学的疾患の治療をテーマにした会議が開かれ、そこに呼ばれたサックスは、ロザリーというパーキンソン病患者の話を紹介した。ロザリーは一度動けなくなると何時間もその状態が続くのだが、ピアノの前に座っているときだけは違っていた。「彼女は見事にピアノを弾けます」とサックスは証言した。「……演奏をしているときはパーキンソン病の症状がなくなり、すべてが楽で、なめらかで、自由で、正常なのです」

私はサックスとトメイノの仕事に感動し、共鳴せざるを得ないが、エール大学の音楽療法の講師ジンジャー・クラークソンの仕事も同様だ。『The Association for Music and Imagery Journal（音楽イメージ療法協会雑誌）』に掲載された論文の中で、クラークソンはジェリーの症例を報告している。ジェリーは26歳の自閉症の男性で、彼女の治療を受けに来たときにはまだ言葉を話すことができなかった。ジェリーの精神年齢は2歳から8歳の間と推測され、極めて自己破壊的なかんしゃくを起こす傾向があり、自分の頭を床や壁に何度も打ちつけた。

治療に取りかかったクラークソンがまずジェリーにさせたのは、ドラムをたたき、さまざまな種類の音楽テープに合わせて踊り、その他の楽器を弾くことだった。次に、自閉症の人々が感情を言葉で表現できるように設計されたハンドヘルドコンピューターを使う最先端の治療技法、ファシリテーティッド・コミュニケーションを取り入れた。やがてジェリーは、明瞭で、生き生きとし、ときにはユーモアのある言葉で、クラークソンに自分の感情を伝えられるようになった（彼がクラークソンに示したあるメッセージはこんなふうに結ばれていた。「ぼくたちはとてもダンスがじょうず、もっと踊ろうよ」）。

ジェリーは、ついには、クラークソンと一緒に仕事をしていたグラフィックデザイナーと協力して、収益性のあるグリーティングカードの会社を立ち上げ、「Flew the Coop（檻《おり》から逃げた）」という名前を付けた。彼は今、カードのメッセージの多くを書き、デザインも手伝う。音楽療法のおかげもあって、かつては言葉が話せず、人をほとんど近づけなかった若者が、有能で、会話好きで、クリエイティブな人間へと変わり、以前は埋もれていた創造力を存分に発揮している。

妊娠と出産時のための音楽

出産前と分娩中の音楽療法が良い影響を与えることは、ここ15年以上の間に行われた多くの研究によって認められている。テキサス州オースチンにある医療センターで実施された研究によると、分娩中に音楽を聴いた女性の50パーセントが麻酔を全く必要としなかった。「音楽の刺激はエンドルフィンの放出を増加させ、それによって薬物による対処の必要が低下する。また、痛みから気が紛れ、不安が緩和される」と、執筆者の1人は記している。

カナダのバンクーバーで、女性のグループが音楽療法のプログラムに参加した。プログラムの目的は、（1）妊娠後期の不安を緩和し、リラクセーションを援助する、（2）分娩中に鎮痛剤を使わなくてすむ、（3）胎児の生前・生後の発育を促進する、であった。妊婦たちは不安の減少を示し、出産後の女性は「出産体験に対する高い満足、および妊娠中に音楽を聴いたことで、乳児が落ち着いたことに対する、高いレベルの満足」を示した。

3番目の研究では、分娩中に、音楽を流す時間と流さない時間を交互に設定することで、リラクセーションを推進し、痛みと騒音から気を散らせようとした。緊張とリラクセーションを表す行動指標の記録、および出産後に記入してもらった患者へのアンケートに基づいて研究者が出した結論は、音楽が流れている間は女性の痛みに対する反応が低下する、というものだった。

音と音楽の効用は手術室と分娩室に限られるものではなく、新生児室にも適用できる。ユタ州プローボのある集中治療室の新生児を対象に行われた調査では、定期的に歌を聴かされたり話しかけられたりした乳児は、大人の話や歌を聴く期間がなかった乳児のグループに比べて、3日早く集中治療室を出られ、より多くのカロリーを摂取し、体重も重くなった。

フロリダ州タラハシーのある病院では、低体重で生まれた早産児や新生児に1時間にわたり子守歌や童謡のテープを聴かせると、体重の減少が50パーセント少なく、入院期間が平均して5日間少なかった。

死にゆく人のための音楽

音楽は、病人の生活の質を向上させることが証明されただけではなく、終末期を迎えた人の死の質を改善することも明らかにされた。病院でもホスピスでも、痛みや苦しみの状態から、無限の平安と究極の癒しの世界への移行を楽にするために、特別な形の音楽が使われている。「タナトロジー（死生学）」という言葉は、死と死にゆくことの心理的、社会的側面の研究を指している。テレース・シュローダー・シーカーは、おそらく、新旧を含めた音楽タナトロジーのアメリカで最も有名な提案者だが、彼女は音楽タナトロジーを「緩和医療の拡張技法」と呼んでいる。

シュローダー・シーカーは老人ホームで働いているときにその仕事に出会った。亡くなったばかりの入居者の遺体がぞんざいに扱われることに心を痛めた彼女が聖職者に相談すると、その聖職者は「守ってあげなさい」とだけ答えた。その後まもなく、彼女は死にゆく患者の部屋にいた。「その人は、意地が悪いときがあり、冷たく、利己的でした……。彼はもう食べ物を口に運ぶことも、飲み込むこともできませんでした……。部屋は彼の恐怖と苦痛に満ちていました」。衝動的に、彼女は部屋のドアを閉め、ベッドに上がると、男の上半身を起こして背後から抱き抱えた。そして、「彼の上半身にぴったりとくっついて」男の体重を支えた。弱々しい身体を優しく揺すりながら、彼女は「天使のミサ」や他の礼拝用の聖歌を歌った。男はリラックスしたように彼女に身体を委ね、やがて2人の呼吸がぴったりと合ったように感じられた。

シュローダー・シーカーは、男が死んだ後も長い間腕に抱いていた。「彼の苦闘に代わって部屋に存在していた静寂が、20年たった今でも私の命の中心に染み込み続けています」と、彼女は書いている。彼女は10年以上にわたって「音楽による死の床の看護」を続け、その後、音楽タナトロジーが中世フランスのクリュニー修道院に起源を持つ伝統的な儀式であると知った。クリュニーの修道士たちがその儀式に取り組んだ理由の1つは、死者を心に刻むことであった。彼らは、自分たちの使命には、死にゆく人々が、聖歌と音楽という媒体を通じて、シュローダー・シーカーが「祝福された死」と呼ぶものを得られるように援助することが含まれていると理解していたのである。

その後、シュローダー・シーカーは「休息の聖杯プロジェクト」というホスピスプログラムを設立し、1992年からモンタナ州ミズーラの聖パトリック病院に本部を置いている。彼女の仕事は医療の一形態として公式に認められているだけではなく、プロジェクトでは、現在、大学院レベルの2年間の資格認定プログラムを運営している。そこでは、学生が、「患者の身体を覆い、取り巻き、患者のはるか上に広がるような答唱……つまり音による終油［注：臨終にある者に対して行われる塗油で、カトリック教会の七つの秘跡の1つ」」を行えるように、ハープ、単旋律聖歌のチャント、歌を一組にして教えている。

彼女と同僚たちは1900回以上の死の床の看護を行い、がん、AIDS、呼吸器疾患、進行性の変性疾患、重度のやけどなどで死んでいく人々の世話をしてきた。シュローダー・シーカーは言う。「肉体を、物理的な時間、重荷を負わされた時間から解放し、永遠と置き替えてあげることが聖杯のメンバーの務めです。音楽は、患者を時間から自由にすることによって、精神と肉体が、生命プロセスを維持している糸をほどく（切るのではない）のを手助けします。おそらく、それは同調化を鏡に映した作業です。宇宙レベルでの同調化と言うこともできるでしょう」

母親の声とモーツァルトの音楽が奇跡を起こす／トマティス効果

以前、アルフレッド・トマティス博士について話をしたのを覚えているだろうか。トマティスはフランス人の医師で、フランスの修道士の集団的倦怠感を、グレゴリオ聖歌を1回に何時間も歌う毎日の儀式を復活させることで治療した。トマティスの生涯の業績は非常に幅広く、どんなに高く評価しても評価しすぎることはないし、簡単にまとめることもできない。その中に、ほぼ50年にわたって追求した、能動的に音に耳を傾ける仕組みと、受動的に音が聞こえる仕組みの対比の問題がある。フランス医学アカデミーによって命名された彼の理論「トマティス効果」は、「声は耳で聞き取れる音しか出せない」という主旨の彼の論文に基づいている。耳鼻咽喉科の才気あふれる医師、トマティスは、子宮内の胎児には何が聞こえているのか、それらの音は出生前・後の赤ん坊にどのような影響を持つのかという問題の検証に取り組んだ。1960年代、研究者たちは、耳は胎児が4カ月半になるまでに完全に発達するということを発見したが、トマティスは、音はもっと早い段階から聞こえているだろうと考えた。

「胎児には全帯域の音が聞こえるが、支配的なのは低周波音である」と、彼は『The Conscious Ear（意識的な耳）』の中で書いている。この魅力的な自伝的著作には、聴覚処理と、それが人間の発達や機能に与える影響を生涯にわたって研究した物語が描かれている。「胎児が包まれている音の宇宙には、あらゆる種類の音があふれている……。その中で際立っているのは母親の声、……

暗号化されたメッセージの形を取った特別な音質のノイズだ」

しかし、なぜ人間は音と言葉でコミュニケーションを取るようになったのだろうか、とトマティスは考える。彼の答えは、人間の意識というテーマに関して私がこれまで読んだものの中で最も意味深いものだ。「人間は、まさにその構造そのものが『真の存在』が姿を現す、自己表現の宇宙における一種の受信アンテナなのである。人間は無限にも思える環境に放り出される。そこは、あらゆるものがその存在を示し、あらゆるものがその現象論的な答えとなる、深遠な存在が真に現れ出る環境なのである。つまりは……話すことができるのは神だけなのだ。人間はそのメッセージを人間の言語に翻訳するために存在する。そして、その翻訳はとても不器用だ」

神のメッセージをどのように翻訳するかについてのトマティスの理解は、ある部分、動物行動学の創設者と見なされているノーベル賞受賞者のコンラート・ローレンツの観察に基づいている。ローレンツは、自分が話しかけた卵から生まれたカモたちは、彼の声が聞こえるとすぐに彼の方によちよち歩いてきたと報告している。

しかし、トマティスが「向性」と呼ぶこの傾向は人間にも存在するのだろうか？　かつてトマティスが教えを受け、フランスの最も偉大な神経学者の1人だと考えている医師アンドレ・トマスが行った実験によると、存在するように思われるのだ。トマスは、新生児の行動に関する研究の一部として、1人の生後10日以内の新生児の周りに大人のグループを集めた。彼らは1人ずつ、付けられたばかりの子供の名前を大きな声で呼んだ。新生児は全く動かず、何の反応もしなかった。ところが、母親がその名前を声に出した途端、赤ん坊は反り返って、母親の方に体を向けた。

トマティスは、これらの知見と自分自身の理論とを統合して、「ソニックリバース（音による再生）」と呼ばれる技法を開発した。ソニックリバースは、どんな音がどんなふうに聞こえるかという観点から患者に、子宮に始まり、出生を経て、幼児期に至る旅を、再体験させるものだ。聴かせるのは、母親の声とモーツァルトの楽曲の両方あるいはどちらかを、機械的なフィルターを通して録音したものである。これを使って、患者に初期の意識が再び目覚めるのを体験させるが、それは心理的にも肉体的にも治癒効果がある。

ソニックリバースは、聴覚を利用して心理社会的、言語的発達の初期段階を再現するようにできている。音を使って患者を子宮内や新生児の発達段階に連れ戻すことは、自閉症児のような、発達初期の言語能力習得前の段階でつまずいた人に劇的な効果をもたらすことがある。トマティスは、そうした難しい症例で顕著な成果をあげたことで有名だが、こう付け加えている。「私は子供たちを治療しているのではない。目覚めさせているのだ」

ソニックリバース治療においては、患者をごく初期の発達段階に連れ戻すために、トマティスが発明した「電子の耳」と呼ばれる電子装置を用いる。その装置は「高品質聴覚シミュレーター」であり、話し声、グレゴリオ聖歌、モーツァルトなどの録音を繰り返し聴かせることで内耳の筋肉を刺激するものだが、音源からは高周波音以外がすべて除去されている。それらは、トマティスが脳に滋養を与えると考えている「エネルギー充填音」だ。通常より多くの振動でできているため、エネルギー含量が高いのである。トマティスに学んだポール・マドールは、電子の耳の第1の目的をこう説明している。「高周波を多く含んだ音によって胎児期の環境を再現し、聴覚を使ってコミュニケーションをする欲求とエネルギーを患者に与える……」

トマティスは、子供の治療に取り組むずっと以前に、過剰に騒音にさらされることで難聴になった工場労働者とオペラ歌手の治療ですでに高い評判を得ていた。歌手のケースでは、騒音の元は自分自身の声だった。どちらのグループも同じような症状を呈していた。すなわち、工場労働者は言語明瞭度が下がり、音楽家は歌の音程が外れていた。この現象から、トマティスは次のような結論を導いた。「声は、耳が聞きたがるような音しか出せない」

トマティスは、ソニックリバース治療において、個々の患者に合わせていくつかの音楽形式を利用している。グレゴリオ聖歌、特にサン・ピエール・ド・ソレーム修道院のものは2つの理由で使用される。高周波音が豊富に含まれていることと、リズムが、私たちがおだやかでリラックスしているときの生理学的リズムを反映していることである。しかし、トマティスが最も効果的と考えているのはモーツァルトの音楽である。トマティスはモーツァルトの音楽を使って、自閉症、未熟児、学習障害、発話・聴覚障害、頭部外傷、およびそれに関連した精神・神経障害などを治療してきたが、なぜこの有名な作曲家の作品が、世界中で使われるヒーリングシステムに組み入れられ、大きな成果をあげてきたのだろうか。

トマティスはこう答えている。「モーツァルトは生まれる前から音楽漬けの環境にいた。そういう環境が、音楽だけを聴き、音楽の中だけに生きるように彼の神経系を作り上げたことは疑いの余地がない……。音楽による表現が彼の母語であり、モーツァルトはそれを使って全宇宙とコミュニケーションができたのだ」

クラシックの訓練を受けた音楽家であり、「音楽・健康・教育研究所」の理事でもあるドン・キャンベルは、モーツァルトの普遍的な影響力に関するトマティスの考え方に傾倒し、モーツァルトの音楽が人の創造力を増進し、緊張を和らげ、治癒を促進することを表すために「モーツァルト効果」という言葉を作り出した。同名の本（『モーツァルトで癒す――音と音楽による驚くべき療法のすべて』日野原重明監修、佐伯雄一訳、日本文芸社、1999年）の中で、キャンベルは、カリフォルニア大学アーバイン校の「学習・記憶神経生物学センター」で行われた研究に言及している。その研究では、フランシス・H・ラウシャー博士率いるグループが、モーツァルトの《2台のピアノのためのソナタ ニ長調》（K・448）を、学生に10分間聴かせた。学生たちは曲を聴く前と後に空間認知のIQテストを受けた。その結果、曲を聴いた10～15分後にスコアが8～9ポイント上昇した。

「モーツァルトの音楽は脳を『ウォームアップ』する可能性がある」と、大脳皮質の構造を専門とする物理学の教授ゴードン・ショー博士は言う。「複雑な音楽は、数学やチェスなど、高度な脳の活動に関わる複雑なニューロンのパターンを活性化するのではないかと考えられる」

トマティスは、著書『モーツァルトを科学する――心とからだをいやす偉大な音楽の秘密に迫る』（窪川英水訳、日本実業出版社、1994年）の中で、「なぜ、モーツァルトなのか?」という問いに、ショーほど学問的ではないがはるかに簡潔な答えを出している。「彼には、他の誰も持っていない影響力、インパクトがある。例外中の例外として、彼には人間を解放する力、治療する力、さらに言えばヒーリングパワーがあるのだ」

トーニング（発声）による声と心の解放

「アラーナは12歳の娘リジーを乗せ、金曜日の夜に家へと車を走らせていた」と、ジョイ・ガードナー・ゴードンは、著書『The Healing Voice（癒しの声）』で書いている。「高速道路のカーブに差しかかったとき、半ブロックほど先の道路の真ん中で1台の車が危険なUターンをしようとしているのが見えた。その車は曲がり切れず、アラーナの車と衝突した」

どちらの車もめちゃめちゃに壊れたが、アラーナとリジー、そして相手のドライバーは、何とか命に関わるようなけがをしないで済んだ。リジーは無傷だったが、興奮でわっと泣き出した。アラーナは、まずは自分のパニックを抑え込んで、娘を安心させなきゃいけないと思った（ガードナー・ゴードンは、アラーナは警察を待っている間冷静でいられたことを誇りに思っていた、と書いている）。警察が現場に到着してアラーナに質問しているとき、リジーは近くの草地に駆け込んで、ショックのあまり、抑え切れずに悲鳴を上げた。

1時間後、2人は家に帰った。リジーはいくらか取り乱してはいたが、もう泣き止んでいて、大丈夫そうに見えた。しかし、アラーナは、むち打ちのために左肩に激しい痛みを感じていた。痛みが何カ月も治まらなかったので、彼女はとうとう、ミュージシャンでホリスティックヒーラーのガードナー・ゴードンのところを訪れた。軽い催眠を使って、ガードナー・ゴードンはアラーナに心の中で事故の時点に戻るように促した。そして、事故の直後に経験した恐怖を声で表現するように言った。娘を失ったかもしれないという絶望的な恐怖を。

「叫び声を上げることによって、アラーナはついに心の痛みを解放することができた……。事故の瞬間、彼女が自分の筋肉や組織に、警戒状態でいろという強い指令を送ってから、彼女の身体は緊張状態のまま凍りついていたのだ。叫び声は、衝突は現実に起こってしまったけれど、もう緊張しなくて大丈夫、という潜在意識へのメッセージだった」

アラーナのむち打ちの痛みは、それから2週間ほどで軽減した。ガードナー・ゴードンは、アラーナが、事故の瞬間か数時間以内に声で恐怖の感情を解放していたならば、何カ月も続いた慢性的な痛みは、もっと早く静まっていただろうと推測している。

ガードナー・ゴードンは「トーニング（発声）」を専門とするホリスティックヒーラーである。トーニングは、患者自身の声を使って緊張を解き、感情を解放し、治癒プロセスを促進する治療法である。私が行っている音響治療も、トーニングの訓練から大きな影響を受けている。その歴史は文明と同じくらい古いが、現代の実践者によって再び光が当てられている。

トーニングとは、正確には何だろうか？　1960年代の初期にヒーリング技法としてのトーニングの道を開いたローレル・エリザベス・キーズは、著書『Toning: The Creative Power of the Voice（トーニング――声の創造力）』の中で次のように説明している。「トーニングは古くからある治癒の技法である……考え方はシンプルで、人間をその人の調和したパターンに戻すということだ」。しかし、トーニングの目的と実践方法は、この古来の治癒技法の背後にある哲学と同じように多様である。以下は、主要なトーニングの提唱者による解釈を抜き出したものだ。

◎「トーニングは、母音を利用して、身体の中のあらゆる細胞と分子の振動を変化させる治癒システムである」――レイ・マギー・ガーフィールド、『Sound Medicine（音療法）』より。

◎「トーンは、単に、耳で聴きとれる長さの音のことである。『トーニング』は、1つの音を、呼吸と声を使って意識的に長く延ばすことを言う」――ドン・キャンベル、『The Roar of Silence（沈黙のうなり声）』より。

◎「トーニングは、バランスを取るために声帯音を出すプロセスである……。トーニングの音は表現の音であり、明確な意味を持たない」――ジョン・ビューリー、『Music and Sound in the Healing Arts（治癒技法における音楽と音）』より。

◎トーニングは、「特定の身体の部位に向かって持続的に独自の声を出して、そこに共鳴をおこすものである」である――ランダル・マクレラン、『The Healing Forces of Music（音楽の治癒力）』より。

◎「トーニングは、全身にエネルギーの自然な流れを起こすための活動である」――スティーブン・ハルパーン、『Tuning the Human Instrument（人間という楽器の調律）』より。

◎「トーニングは、痛みや苦しみからの解放と救済のために、声を使って音を表現することである……。それは、主に母音を使った意味のない音だが、音節を作るために子音を組み入れる場合もある。ため息、うめき、ハミングがトーニングの一形態と見なされることもある」――ジョナサン・ゴールドマン、『Healing Sounds（治癒する音）』より。

トーニングの実践方法はいろいろあるが、共通しているのは、純粋に意味のない音を使って、呼吸を深め、エネルギーの流れのバランスを取り、感情を解き放ち、過去のトラウマを解消し、心身システムに調和を取り戻すことである。

ガードナー・ゴードンが、トーニングは深い呼吸を促進すると指摘しているが、腹の底から声を出すためには、腹部と横隔膜を拡張して、より多くの新鮮な空気を吸い込む必要があるからだ。すでに見たとおり、瞑想中のように深い呼吸をすれば、心拍数が減少し、神経が落ち着いて、リラクセーション反応が引き起こされる。

トーニングが感情に及ぼす効果は、経験を積んだトーニング療法家による治療において特に明らかである。ブルックリンを本拠地とする元オペラ歌手で、ウィーン大学で心理療法を学んだブラカ・エイドレジンは、バイオエナジェティックス〔注：呼吸、運動、表現などによってストレスや緊張を和らげようとする療法〕の運動とトーニング、あるいはチャントなど声による感情表現を強力に組み合わせて使う。彼のクライアントの多くは肉体的または性的な虐待を受けた人たちだが、エイドレジンの技法に助けられて過去のトラウマを克服することができた。

本書で逸話を紹介している患者の多くは、さまざまな形のトーニングを使って、つらい記憶や、ずっと抱えてきたトラウマと取り組み、解決している。その作業によって患者たちは自分のエッセンスを取り戻し、命に関わる病気の身体的な治癒も進んでいる。次に、ジョイ・ガードナー・ゴードンが提供してくれた、トーニングのやり方についての簡単な説明を載せた。心配する必要はない。トーニングで失敗することなどあり得ないのだから。

トーニングの基本

◎鼻から息を吸います。口から息を吐きながら、1つの音を長く発声し続けます。息を吐き切ったら、また鼻から息を吸って口から吐きますが、このときにも1つの音を長く発声し続けてください。この手順を好きなだけ繰り返します。

◎立った姿勢でも、床にあぐらを組んで座っても、椅子に座っても構いません。背筋を真っ直ぐに伸ばし、横隔膜やお腹に余計な力がかからないようにします。立っている場合は、音が足から上がってくることをイメージします。あごの力を抜いてください。声を出すときは、あごを開いたままにします。

◎自分の好きな高さの1つの母音を、息が続くまで長く発声します。これを数回繰り返します。

◎同じ音を違う高さで発声します。

◎同じ高さの1つの音節を発声します。これを数回繰り返します（例：OM（オーム）、LAM（ラム）、HU（フー）など）。

◎同じ音節を違う高さで発声し、繰り返します。

◎自分の好きな音節と高さの組み合わせを見つけ、それを何度も発声してください。

トーニングで遊んでみよう。テーブルの上でリズムを取る、スプーンでカップを鳴らす、鍋やフライパンを打ち合わせるなど、好きなようにすればいい。トーニングに合わせて、ボウルや銅鑼や鉦を鳴らしてみよう。天然の革を張った太鼓はよく反響する。音でいろいろな実験をし、自由に声を出してみてほしい。

トーニングは、さまざまな種類の感情や体調に治療効果がある。ガードナー・ゴードンによる、目的別トレーニングの練習法を掲載しておく。

目的別トーニングの練習

◎浄化と解放のためのトーニング

うめき声やうなり声は、うずきや痛みが放出されるときに自然に出て来る浄化の音です。甲高く、よく通る音、あるいは鋭い悲鳴は、感情や身体に鎧《よろい》を着せているエネルギーの障害物を壊す助けになります。

自分の中から出てくる音を解放しましょう。それは、数分間続く身の毛がよだつような恐ろしい叫び声かもしれませんが、最後には笑い声で終わるでしょう。何十年も抑制してきた叫び声を解放することは、喜びにあふれた、自由になれる体験です。

◎鎮静とリラクセーションのためのトーニング

緊張を解くための鎮静効果がある環境を、トーニングを通じて生み出すことができます。ハミングは神経を落ち着かせ、深い呼吸を助けてくれます。自分を元気づけ、励ますフレーズを、突然、歌いたくなるかもしれませんし、聞き慣れた音楽やポップミュージックの一節が、急に飛び出すこともあります。自分の衝動を信じましょう。驚くほどぴったりだったと後でわかることもあるのです。

◎ **身体の痛みのためのトーニング**

足を肩幅ぐらいに開いて立ち、身体をリラックスさせます。座るほうがよければ、背筋を伸ばして椅子の端に腰掛けましょう。エネルギーが動き始めたら、立ち上がって動き回っても構いません。鼻から息を吸い込み、お腹の底まで入れます。実際にお腹が膨らむのがわかるでしょう。口から息を吐きながら、低いうめき声、あるいは自然に湧き出てきた音を発声します。これを10回行います。

痛みや緊張を感じているところに注意を向け、吸った息を意識的にそこに流し込みます。息を吐くときは、身体のその部分の緊張を解きます。

感情をそのまま声にしてください。声が自然に出てこないときは、できるだけ低い音でトーニングすることから始め、ゆっくりと声の高さを上げていって、痛みに共鳴する音を見つけます。自分自身にメッセージを送ったかのような解放感を感じるまで音を出し続けます。

この手順を、身体の中で痛みや不快感がある場所すべてについて繰り返します。

1963年、ローレル・エリザベス・キーズは、祈りと、特別なヒーリングのためのトーニングとの統合を目指した、一般信徒による宗教団体「フランシスターズ・アンド・ブラザーズ教団」を設立した。しかし、キーズは、ヒーリングを目的とするトーニングは信仰の問題ではないと考えている。「トーニングは誰にでも使えます。電気と同じです」と、彼女は言う。「人間の体のエネルギーには、自然な経路があります。私たちがそれを認識し、エネルギーを流れやすくすれば、健康でいられるのです」

キーズは、トーニングの実験を始めたときに最初に感じた高揚感について語っている。それは「単なる緊張の緩和」といったものではなかった。コントロールしようとせずに自然に声を出せたとき、彼女は全身が浄化されるのを感じた。「この自然に出た身体の声と心の間にはつながりがあり、それは相反するものではなく互いを豊かにするものだと、確信しました」

同様の効果は歌うことによっても生まれる。スーフィーにとって、歌うことはprana（プラーナ）つまり生命そのものの息であり、音楽による治癒方法の中で最も効果のあるものである。ハズラット・イナヤット・カーンによると、昔の歌い手は1つの音を30分も続けてチャントし、その音がさまざまなエネルギーのチャクラに与える効果を調べたという。「生命の流れがどのように生み出され、どのように直感を開き、熱狂を生み、エネルギーを与え、そして鎮め、いかにして癒やすのか。彼らにとってそれは理論ではなく、実験だった」

私たちは、歌うことによって呼吸の訓練ができると同時に、自己表現のための楽器になることができる。ニューヨークの音楽療法士リサ・ソコロフは、声は心と身体両方の「治癒のツール」になり得ると考えている。彼女は言う。「喉は、物理的にも象徴的にも、頭と心をつなぐ橋である。したがって、歌うことは、知性（頭）と感情（心）の関係を発展させる方法になる」

子供のころ、私たちの多くは、歌は歌えないし、歌ってはいけないという、明示的あるいは暗示的なメッセージを受け取る。突然歌いだしたときの両親のしかめつら、学校で合唱団のオーディションを受けたときの教師の渋い顔、好きなレコードやCDに合わせて歌ったときの兄弟の容赦ないあざけり。たとえ揺るぎない自我と強い自尊心を持っている人でも、こうした経験の1つでもあれば、自分は「音程がずれている」、「音痴だ」、「音符1つ歌えない」と確信するのに十分である。

私も、自分は歌が歌えないと信じていた者の1人である。だから、ウーセルにチベットのボウルの演奏を教わるまで、歌うことはなかった。シンギングボウルを鳴らしたとき、突然、目の前に全く新しい音の世界が開けたのだ。音楽の才能がないと思っていた私のそれまでの自信のなさはすっかり消え去った。今から数カ月前、私は、病気に対する相補的アプローチをテーマとする専門家の会議で講演を行った。250人の聴衆を前にした発表の締めくくりに、私はボウルを演奏しながら大きな声でbija（ビジャ）マントラをチャントした。聴衆の中に私の声やチャントにがっかりした人はほとんどいないのは明らかだった。なぜなら、私はスタンディングオベーションを受けたのだから！

私は、1人1人が自分自身の声を発見してほしいと思っている。シャワーを浴びながら歌おう。

車の中で歌おう。自分の好きな歌手やバンドに合わせて歌おう。森や草原を歩きながら、あるいは山道を歩きながら歌おう。他人の評価が気になるなら、1人のときに歌うのだ。聴くべきなのは、自分自身の、独特で調和の取れた声だ。そして、その気になったら人前で歌えばいい。聴衆が少なくても、多くても。

次のページには、公認音楽療法士であるシェリー・キャッチとキャロル・マール・フィッシュマンが書いた『The Music Within You（あなたの中の音楽）』から2つのエクササイズを掲載した。歌手としてのスキルと自信を育てるために役立ててほしい。

腹式呼吸で声を出してみる

床の上にあおむけに横になります。片方の手を胸に置き、もう一方の手をお腹の上に置きます。身体が自然に膨らんだり縮んだりするときに手が上下するのを感じ取りながら、息を吸ったり吐いたりします。

お腹が最大限に膨らむのを感じ取るために、ウエストラインのすぐ上の両脇に手を当て、親指とその他の指でウエストを包みます。お腹が膨らむ動きに逆らって、力を入れて押さえ込みます。お腹の動きへの抵抗を続けていると、腹式呼吸が上達します。

この姿勢で呼吸をするときに、1つの音か、なじみのあるメロディーを歌ってみます。ふだん聞こえる自分の声と、今、聞こえる自分の声との違いに注意を払います。その瞬間に感じていることを、そのまま声に出してみましょう。

声のための空間を作る

立つかまたは座っている状態で、背筋を伸ばします。脊柱の一番上を天井に向かって伸ばし、一番下を床に向かって伸ばします。頭頂も天井に向かって伸ばします。天井から一本のひもが、頭のてっぺん、背骨を貫き、床に達しているというイメージを浮かべるとやりやすいでしょう。そのひもを、目に見えない大きな手が優しく引っ張り上げている状態を想像します。肩と腕の力を抜いて、自由に動くようにしてください。膝にも力が入らないようにします。

背中が丸くなっていたり、胸がへこむ、平らになる、突き出すといった状態になったり、お腹やお尻がこわばったり突き出ていたりすると、全身が一直線になっていないのがわかります。

背もたれが垂直な椅子を使うと、背骨に意識を集中できます。この姿勢と普段の姿勢の違いを感じ取ってください。身体が中心線からずれないようにして、できるだけ深く、穏やかに呼吸します。呼吸をするときは、お腹と背中の筋肉が伸びるのを感じ取ります。椅子によっては、背中が背もたれを押すのが感じられるでしょう。

この姿勢であくびをしてみましょう。声は出るに任せてください。これを2、3回やって、緊張が解けているのを感じ取ります。そして、体をいっぱいに伸ばした状態で、よく知っている曲を歌い始めます。最初は「ア」か「ラ」で歌います。自分の声の質に耳を傾けます。自分の歌声を聴くのはどんな感じがしますか？　準備ができたと感じたら歌詞を付けます。目を閉じて、体を伸ばしたまま、声を解き放ちましょう。

アリゾナ州立大学の音楽療法の教授バーバラ・J・クロウは、音楽療法とサウンドヒーリングを区別している。彼女によれば、サウンドヒーリングは「音楽療法よりも、より緩やかで混合的な方法であり、音をもっと直接的な治癒力と捉えている」。しかし、トーニング、ハミング、その他の非言語的な音の表現によるエクササイズは、音楽療法の拡大されたレパートリーの一部とみなされることもある。通常、音楽療法は、治癒効果を得るために音楽を聴いたり演奏したりすることを含むからである。いずれにせよ、これらすべての手法は、心のトラウマからの解放や回復、精神の鎮静、衰えたエネルギーの復活に効果があることが実証されてきた。広い範囲の音楽療法による介入は、病院やその他の場所で信用を増しているが、その理由の一部は、心身相関という考え方を裏付けるために精神神経免疫学者が提供するデータを、医療専門家が受け入れる機会が増えたことである。

音楽療法の極めて広い応用範囲には次のものが含まれる。がんや偏頭痛など多様な病気の疼痛管理。知的障害や身体障害の治療。学習障害や感情的問題（統合失調症を含む）。アルコールや薬物依存。病院の分娩室、手術室、集中治療室でのストレスの低減。従来の心理療法の補助。

私は、そう遠くない未来に、音楽療法士があらゆる治療機関で定期的に患者の治療に当たる日が来ることを心に描いている。そのときには、歌、トーニング、チャント、その他の形式の音楽が、すべての病棟の廊下に響いているはずだ。また、私は、水晶のシンギングボウルが、治療の選択肢として、抗生物質、外科手術、化学療法などと同じように日常的に提供される日が来ることを願っている。それこそ、音と高度先端医療が統合した、本当の意味のホリスティックアプローチである。

第4章 グッド・バイブレーション——シンギングボウルの共鳴が生むヒーリング

前にも書いたように、私にチベットのシンギングボウルの存在を教えてくれたのは、私が心臓病を治療したチベット僧ウーセルだった。ボウルの振動が生み出す響きを初めて聴いたとき、私はそれまでに出会った中で最も強力なヒーリングツールを発見したと確信した。

ウーセルと私は、お互いが持っている知識を交換することにした。彼はボウルについて教え、私は誘導イメージ瞑想を教えた。文化的、精神的に異なった背景を持つヒーリング技術を偶然に共有するようになったことで、私は新たな統合、すなわちボウルの音と、瞑想、誘導イメージ、発声を組み合わせることを追求し始めた。そして、それらを融合させると、個々の技法の総和よりもずっと大きなものになることがわかった。

チベットの職人が作った真鍮《しんちゅう》製でも、ここアメリカで製造されたクリスタル製でも、シンギングボウルの音色は、私たちの身体中の細胞と心に共鳴して、心の中の混乱や葛藤を、穏やかな調和の取れた感覚へと変えていく。

聴くのと同様、見ても美しいこの驚くべき器は、患者や私自身のマイナス感情を解消するための、音をベースにした誘導イメージ瞑想に欠かせないものとなった。しかし、シンギングボウルを中心とした瞑想が効果的なのは、命に関わる病気と診断された人々だけではない。誰でも、その瞑想の恩恵を得られるし、人生に対してポジティブになれる効果は明らかに即効性がある。

シンギングボウルがどれほどの効果を持つかをまざまざと目にしたのは、1998年8月に、国務省アフリカ局で外交官をしている義弟が訪ねてきたときだった。そのわずか3週間前、ケニアとタンザニアのアメリカ大使館がテロリストの爆弾攻撃によって破壊された。数百人が死亡し、数百人が重傷を負った。義弟のキースは1日に18時間も勤務して、死亡者の身元確認を手伝い、遺族と話をし、大使館の代替スタッフを探し、以後の攻撃に対してどうやって大使館を守るかなど緊急の課題に対処し、その上、親しい友人を失った自分自身の悲しみとも向き合わなければならなかった。

彼は戦争神経症の症状を示し、心的外傷後ストレス障害（PTSD）になっているように見えたので、よく眠れないと聞いても驚かなかった。不眠症はしばしばうつや不安に伴う症状である。

キースは私のボウルコレクションに社交辞令以上の興味を示したことはなかった。私が瞑想にボウルを使う理由やその使い方について、30分以上も話すことは考えられなかった。ところが、その滞在中、彼は朝食のテーブル越しに私の顔を見て言った。「今朝、シンギングボウルを演奏している音が聞こえたけど、すごく心が安らぐ音だね。正直、ぼくは瞑想には興味がないけど、どんなふうにやるのか見せてくれないかな？」

私はキースを書斎に連れて行き、床に寝かせた。小さなチベットのシンギングボウルを彼の胸の上にバランスを取って載せ、やや大きい3つのボウルを、頭の上側と両肩の横に置いた。そして、自分が使う2個のクリスタルボウルを、彼から10センチほど離れた床の上に置いた。私は、彼に目を閉じるように促し、私が鳴らすボウルの音を聴きながら、簡単なサンスクリットのマントラを、私が歌う後に続けて繰り返すように言った。

私はボウルの縁を次々にたたき始め、同時に、1音節のマントラ（この章の後の方で詳しく述べる）のチャントを始めた。彼が少し不安そうなのがわかったが、これが初めての経験なのだから当然だった。しかし1、2分後、彼はリラックスし始めた。彼の呼吸は深く、規則的になり、私がチャントするマントラのリードに続く彼の声は、よりしっかりとしてきた。音は彼の身体の中を通って周囲に広がり、彼の表情がいら立ちや不安から落ち着きや受容へと変わっていったことからも、音の鎮静効果は明らかだった。また、昼夜を問わず彼の生活を覆い尽くしていた地獄のような悪夢から回復するにつれて、彼のエネルギーが変化していくのが私にはわかった。

キースと共に20分ほどボウルを鳴らし、チャントすると、書斎は私たちが一緒に生み出した振動で満ちあふれたようになった。彼が穏やかな顔になったので、ヒンドゥーの哲学者の言葉を借りると、私は彼を「音の大海」に「浸した」まま1人残し、忍び足で部屋を出た。1時間後に彼がほほ笑みながら書斎から出てきたとき、彼は以前の彼に戻っていて、その後も、わが家に滞在している間中、陽気で楽しそうだった。

たった20分のセッション1回で、あれほど顕著に気分や感情が変わるとすれば、この習慣を日々の生活に取り入れたら、私たちの感情や認識がどれほど肯定的に変化するか、想像してみてほしい。本書に書いた、シンギングボウルと音を中心とした瞑想がどれだけ患者の人生を変えたかについての逸話は誇大広告のように思えるかもしれないが、音の使用は20世紀のヒーラーが取り入れた最も強力な治癒方法の1つだと私は固く信じているし、私自身がその証拠を見てきた証人でもある。

宇宙の音「チベットのシンギングボウル」の隠され続けてきた効果

人間は何千年も前から音の力を知っていたが、そのことについて積極的に語ろうとした者は最近までほとんどいなかった。私が初めてシンギングボウルを体験できたのは、ひとえにウーセルのおかげとしか言いようがない。なぜなら、何世紀もの間、音を使うことはチベットの宗教儀式の中において、神聖で隠された部分であったからだ。

チベットには、悟りやスピリチュアルな力の源泉として、音を神聖化する文化が根づいている。実際、チベット人は声を人間性の本質的な要素、つまり、心と身体、精神世界と物質世界の間のリンクだと考えているのだ。

チベット仏教の信者は、何千年も前から、金属の鉦ティンシャの使用を瞑想に取り入れてきた。金属のボウルの役割はティンシャほどはっきりしていない。わずか30年前、旅行者にボウルについて聞かれたチベット人は、寺院で香をたくためや、祭壇に水や穀物を供えるのに使われていた、と答えたものだった。また、よく使われたもう1つの答えは、ボウルはただの家庭用の食器であり、料理を入れて食卓に出したり、それを使って食べたりするというものだ。

ハンガリー人のシャーマン、ヨーシュカ・ショーシュは、イングランドのラマ教の修道院で静修中に会ったチベットのラマ僧から別の説明を聞いた。ショーシュがラマ僧に、さらにスピリチュアルな成長をするためには何をすればいいかと聞いたとき、ラマ僧は次のような反応をした。

彼ら（ラマ僧）は私を小さな部屋に連れて行った。そこには多数のボウルがあった。私は彼らが奏でるボウルの音を聴いた。後で彼らはいくつかのボウルをくれた。私は静修を続ける必要がなくなった。ボウルの音に浸ることで、私の進むべき道がはっきりとわかったからだ……。その音はゆっくりとやって来て、目の前に宇宙全体が開けた。

シンギングボウルは、ラマ僧の間でも、音の導師と認められた者によって秘密の儀式のみに使うことが許されている。音の導師は、正しい歌の歌い方と、正しい楽器の演奏の仕方を習得している。彼らはシンギングボウルを自分たちだけで秘密裏に使い、人前で使うことも、他の僧のために使うこともしない。その儀式やシンギングボウル自体について話すことも厳しく禁じられている。なぜなら、音が持つ偉大な力について知っていたからである……。

シンギングボウルを手に持っているラマ僧に、それが、スピリチュアルにも、精神的、肉体的な目的でも使われるというのは本当なのかと聞いたら、その僧はほほ笑みながら答えるだろう。「どうでしょうね」

最近、私は、テンジン・シャルパ・リンポチェ師と話をする機会を得た。彼はチベットのラマ僧で、ネパールとマサチューセッツ西部にある隠遁所とを行き来する生活をしている。彼は、仲間の僧侶と一緒に、14時間も座ったままシンギングボウルを演奏しながらチャントしたことを覚えていると語った。だから、金属のシンギングボウルは儀式と実用の両方の機能で使われていたと考えて間違いないだろう。ある説によると、シンギングボウルが謎に包まれているのは、それが、チベット仏教では許容されていないシャーマニズム的儀式と関連しているからだという。

チベット仏教として知られるラマ教がチベットの支配的信仰になる8世紀より前、その地には、長らく、他のヒマラヤ山地と同様に、ボン教が栄えていた。ボン教はシャーマニズムの一形態で、音とマントラのチャントを特徴とするが、それらは宇宙を支配する目に見えない霊とエネルギーに影響を及ぼすとされる（Bon〈ボン〉という言葉は、「魔法の言葉を暗唱する」という意味の動詞bon pa〈ボンパ〉から発生したものである）。

大いに可能性があるのは、チベットの聖者たちがシンギングボウルの使用方法についての情報を伏せておくために大変な注意を払ったということだ。なぜなら、シンギングボウルの音色や倍音には、宇宙とそのすべての真理に関する豊かな知識が含まれているからである。チベット僧、ラマ・ツプテン・ロプサン・レチェの言葉を借りると、「シンギングボウルの音は宇宙の音」なのだ。

誰がシンギングボウルの製作を指示したのかについては諸説がある。ある説では、僧侶自身によって作られたという。ボウルに「歌わせ」ようと意図したのでなければ、あのような驚くべき音を生み出すボウルを作った理由が考えられないからである。シンギングボウルは7種類の異なる金属から作られてきたと言われている。金、銀、水銀、銅、鉄、錫《すず》、そして鉛だ。それらはチベットやネパールで豊富に産出されていた。それぞれの金属は単体で独自の音を持っているが、2種類以上の金属を組み合わせると、合金の種類によってボウルごとに異なるハーモニックスを生み出す。

シンギングボウルの謎めいた過去がどうであれ、東洋の人々との交流が拡大し、サウンドヒーリングへの関心が高まった現代では、癒しとスピリチュアルな目覚めのための楽器としてのシンギングボウルについて、ずいぶん多くのことがわかってきた。私の場合、本から学んだ知識よりも、個人的な実体験から得たもののほうがずっと大きい。

ウーセルと共にシンギングボウルを鳴らしたとき、私は、壮麗な倍音を伴ったハーモニックな音の力を自分で見出した。ボウルの縁に沿って木の棒を動かすと、強いビブラートのかかった、深く、豊かな音が生まれる。棒を動かす速さによって、ある程度、音の質がコントロールできる。振動は身体中に共鳴する。そして、棒の動きを止めると、音が静まっていくにつれて頭と身体が軽くなり、プレッシャーから解放されるのを感じる。

以前、友人の1人がこの感覚をマリファナによるハイな気分に例えたことがあった。しかしそれは例えが逆だと思う。ドラッグが人気なのは、それで得られる高揚感が、私たちの誰もが切望するスピリチュアルな解放感と似ているからだ。しかも、ドラッグのハイな気分は一時的なまがいもので、依存症に陥る危険性がある。シンギングボウルを鳴らしたときに感じるものは本物だ。外の世界の煩わしいことやストレスから解放してくれる、時間を超越した瞬間なのである。

チベット工芸品の専門店に行けば、まだ古いシンギングボウルを見つけられるが、増加し続ける需要は、限られた生産をはるかに上回っている。ここ50年以上、手作りのボウルは新たに作られていないし、値段の安い大量生産の物には、中国のチベット侵攻以前に作られたボウルと同じような豊かな響きはない。私は、患者にシンギングボウルを勧めたかったので、ガラスや磁器製の物も試してみたが、その音はチベットのシンギングボウルに到底及ばなかった。ところがこの問題は、あるエネルギーヒーラーとたまたま電話で話しているときに解決した。彼がクリスタルボウルを試してみることを勧めてくれたのである。

最も強力なパワーツール水晶の力と「クリスタルボウル」の治癒能力

失われた大陸アトランティスについては、多くの逸話が語られてきた。アトランティスは、紀元前15万年に始まり、およそ10万年間栄えたとされる伝説の古代文明である。アトランティスには極めて進んだ文明があり、市民は科学技術と共にさまざまな治療法について高度な知識を持っていたと言われている。私がアトランティスについて読んだ話の中には、彼らが「空飛ぶ船」で移動したというものがあり、その推進力は、太陽エネルギーを特殊なカットのクリスタルによって動力源に変えたというものだった。

アトランティスの神話によると、クリスタルは、健康の不調を診断し治療する上で、アトランティスの先進的医療に欠かせないものであった。患者は水晶でできた神殿にある特別な部屋に運ばれ、そこで、身体にではなく、身体の周囲をとりまく「エーテル体」に太陽エネルギー光線を浴びせる治療が行われた。

また、神殿の司祭は、病気を治療するのにクリスタルでできたボウル型の器を使った。アトランティスに関するある伝説によると、ある大司祭が、ボウルから放出される音の振動によって、感情的な苦悩や不安定から、頭痛や喉の痛みまで、さまざまな健康状態が改善することを発見したという。「ボウルが鳴らされると、澄みきった音が明瞭に響き、身体は波を感じ取る……。とても心を穏やかにする音だった。彼（大司祭）は実験の結果、ある患者には3回鳴らす必要があり、それほど症状が重くない患者には1～2回鳴らせば効果があることを発見した」

アトランティスの人々はスピリチュアルな面でも知性の面でも非常に進んでいたが、やがてその知識を利己的な目的のために使う人も多く現れた。廉潔な市民の選り抜きのグループは、避けられない結果を見越してアトランティスを去ったが、彼らと共にクリスタルの秘密も持ち出された。残された文明は、特別な力を堕落させた罰として、創造主がもたらした一連の悲惨な地震と洪水により破壊された。

アトランティス神話の意味するところを理解するために、個々の伝説を信じる必要はない。肝心なのは何百年も前から、人々はクリスタルの複雑な特性を受け入れてきたということである。現在、科学者とヒーラーは共に、クオーツ［注：クオーツ（石英）が結晶化した物をクリスタル（水晶）という］の特殊な性質を認識している。『バイブレーショナル・メディスン——いのちを癒す「エネルギー医学」の全体像』（上野圭一、真鍋太史郎訳、日本教文社、2000年）の中で、医学博士リチャード・ガーバーは、科学的根拠に基づいた水晶の電子的な利用と、それによって開かれる治癒の可能性について書いている。

水晶に電流を流すと物理的な動きが引き起こされる。1つ1つのクオーツチップは共振周波数を持っているので、「水晶の共振周波数でクオーツチップが振動する」とガーバーは言う。またガーバーによれば、この現象こそが、電子システムやコンピューターチップに使われている水晶発振器が、特定のエネルギー周波数を生み出し、維持する原理なのである。

水晶を使うと、人間の心身システムの中にエネルギー周波数が生み出され、維持されるのは、それと同じ現象だと思われる。さらに、セラピューティックタッチ［注：患者の身体に手をかざしてエネルギーを送る療法］やエネルギーヒーリングの支持者は、水晶は人間のエネルギーを「吸収」し、別の形に変えてフィードバックすると考えている。ガーバーは次のように説明する。

「結晶構造は、熱、光、圧力、音、電気、ガンマ線、マイクロ波、生体電気から意識のエネルギー（すなわち想念波動や思考形式）まで、幅広いスペクトルのエネルギーに独特で正確な反応をする。これらの多様なエネルギーの入力に対して、水晶の分子構造は特定のモードの振動を受け、特定の振動周波数でエネルギーを放出する」

アメリカ先住民のシャーマンからニューエイジ［注：西洋的価値観を批判し、全体論的、精神主義的なアプローチをする1980年代以降の潮流］のヒーラーまで、霊能者や医学的ヒーラーが使う水晶の治癒効果は、こうしたエネルギー放出の際の振動周波数で説明できるかもしれない。

マイケル・ハーナーは次のように解説する。「世界中のさまざまな部族のシャーマンは、パワーツールのコレクションの中に水晶を持っている。南米のヒバロ族とオーストラリアの先住民といった遠く離れた民族でも、同じように、水晶は最も強力なパワーツールと考えられている」

こうした意味における水晶の治癒能力について私はコメントできないが、IBMに上級研究員として30年近く勤務し、長年、水晶の研究に携わったマーセル・ボーゲルは、次のように結論付けている。

「水晶は、使う人の心の力を拡大し増強する波動を放出する。水晶は、レーザーのように、コヒーレント［注：位相のそろった波形が空間的、時間的に長く保たれていること］で一点に集中した形でエネルギーを放射するため、そのエネルギーを物体や人間の中に思い通りに送れる可能性がある」

ボーゲルの前提を受け入れるならば、水晶をさまざまな形で利用すると、多様なパターンのエネルギーを吸収し、伝送することができると考えられる。それは、心と身体に多様な影響を与えるはずだ。

カーバーが指摘するように、結晶構造には、音を含むさまざまなエネルギーのスペクトルに、特定の正確な反応をする性質がある。クリスタルボウルは一定の周波数で振動し、強力な音波を発生するが、その音は、ボウル自体の結晶構造のエネルギーの発現なのである。

したがって、ボウルの音は、独特に調和した形で人体と共鳴する可能性がある。なぜなら、マーセル・ボーゲルが言うように、健康な人体の組織は液状というよりもむしろ結晶構造に近いからだ。その上、骨とコラーゲンは、ある程度リン酸カルシウムの結晶からできている。これらすべての結晶は「共鳴力」を持っているはずであり、クリスタルが生み出す音は、疑いなく、他のボウルや楽器が発する音よりも、私たち自身の結晶構造ときれいに調和するはずだ。クリスタルのもう1つの特性、すなわち、人間の意識を反映すると同時に影響を与えるという、エネルギー吸収と放出の働きを考えると、クリスタルボウルの特別な性質は驚くに当たらない。

この理論には不確かな側面もあるが、私の患者や私自身がクリスタルボウルを使った経験から言うと、ボウルが生み出す倍音は、私たちが出会った他のどんなものよりも人と共鳴するので、人を治癒する特性を持っているという仮説には強い説得力がある。

クリスタルボウルは人間の声と共鳴する音を放出する。その音は私たちの身体全体に浸透し、私たちのエッセンスと共鳴する。その結果、内面のカオス、葛藤、不調和は、すぐに調和へと変わるのだ。

クリスタルボウルで心と身体を癒す

ウーセルとの出会いは、私にとって人生が変わるような出来事だった。音の力を発見してから、私のスピリチュアルな成長は加速され、型どおりの診断や治療以上に、患者にしてあげられることが何かあるはずだという確信が深まった。

そのころにはすでに、ストレス緩和の手段としてさまざまな呼吸法や誘導イメージ技法を導入していたが、ボウルを使ってのヒーリングは、全く新しい次元を開くものであり、とにかく、その音を聴きたい人には誰にでも聴かせずにはいられないほどエキサイティングな体験だったのだ。

病気や痛みを抱えている人に、素晴らしい技術を持った医者と、ヒーラーでもある医者のどちらを選ぶかと聞けば、ほとんどの人は後者に惹き付けられるだろう。

一方で、多くの医師が本当に満足や達成感を求めているのかどうか疑わしいが、こうした目標が達成できる唯一の方法は、医師自身がヒーラーになることである。なぜなら、ヒーリングエネルギーを誰かに与えるたびに、自分の中の一部も癒されるからだ。

もちろん、最も広い意味でのヒーラーになるためには医学の学位は必要ない。必要なことは、ただ、宇宙の極めて繊細な波動に同調することだ。私たちが、いったん自分の真のエッセンスに共鳴すれば、自然に愛情深く、直感的になり、偏見がなく思いやりのある自分になることができるようになる。

しかし、私は、真のエッセンスを見つける方法を図に描いたり、取り組みやすい段階的なテクニックを教えたりすることはできない。私にできるのは、ある種のスピリチュアルなロードマップを提供することだけだ。ボウルそのものを目的ではなく、自分が運転する乗り物だと考えてほしい。その地図に従えば、自分が正しい方向に向かっていること、無限なもの、絶対的な創造力、絶対的な愛へと進んでいることがわかるだろう。最終的な目的地はない。どこまでも続く道、すなわち、真の自己への絶え間ない発展があるだけだ。

ボウルは、振動する音を通じたヒーリングの、実に多様な可能性を示してくれる。そうした可能性は、同調化の原理によって説明できる。つまり、私たちの心身システムはボウルの音によって「再同調」されるのだ。その効果は、肉体的、精神的、霊的に現れる場合があり、時には3つの次元で同時に発現することもある。

個人的経験から言えば、今の私は、もはやボウルを使った瞑想を始める前の私とは違う。多くの人と同じように、以前は、自分の個人的意識という限られた視野だけで世界を見ることに慣れていた。すべての医師が直面するのと同じストレスに対処しなければならなかった。

だが、ボウルを使った瞑想を通じて、私は自分のエッセンスと接触する機会が次第に増えていった。ストレスの大きな感情や思考にとらわれたときには、ボウルを奏でさえすれば、そうした感情や思考を変えることができるようになった。私は、ますます人に優しくなり、ヒーリング能力が高まり、また、望みどおりの人生を生きることができるようになったのである。

またこれは、患者の体験した話である。化学療法を受けている患者にボウルの演奏を試してみると、彼らの不安はその音に浸るにつれて消えていった。診察室を訪れた患者やサポートグループ［注：共通の病気や悩みを持つ人々が互いに支え合うグループ］にもボウルの音を聴かせたが、驚くほどの感情的、身体的、霊的な改善が見られた。

レイチェルは、48歳で転移性の乳がんと診断された後、セカンドオピニオンを求めて私のところにきた。前のがん専門医には化学療法が必要だと言われていたが、彼女は、それに代わる治療法を考えてほしいと私に強く求めた。「化学療法はいやです」と彼女は言った。「何があってもやりません」

私の判断は前の医者と同じであり、彼女にもそう伝えたが、彼女の語調があまりにも断固としていたので議論をする気になれなかった。その代わり、適切な治療を拒む背景が見つけられないかと思って、私は彼女の家族環境を聞いた。両親は、第2次世界大戦が始まる直前にヨーロッパからアメリカに逃れてきたと、彼女は語った。親族の中で彼らだけがホロコーストを生き延びたという。両親の結婚生活は不幸だった。彼女の父親は冷たくよそよそしい人で、さまざまな言い訳を使って家に帰らなかった。母親は、重い情緒障害を抱えていて、レイチェルを父親との仲介役として使った。「あの人のところへ行って、夜中の2時まで帰らなかった理由を聞いてきて」。母親は決まってレイチェルに言いつけた。「今夜は何時に帰ってくるつもりなのか聞いてらっしゃい」

レイチェルの言葉は途切れ途切れになった。今も彼女を支配している昔の境遇について、どう話せばいいかわからないようだった。

次第にわかってきたのは、レイチェルは、とても幼いころから、母親を避けざるを得ない父親に同情していたということだった。しかし同時に、母親の苦悩と混乱にも共感していた。その矛盾する感情は、幼い子供には手に負えないものだった。よそよそしく、関わりを避ける父親と、全く自分のことしか頭にない母親と共に育ち、どちらからも愛情を注がれなかったレイチェルは、自分は愛されない人間なのだという結論に至った。彼女が選んだ解決策は外界を遮断することだった。両親が無意識に彼女に与えてきた苦痛を感じ取るぐらいなら、心を閉ざすほうがましだったのだ。

「今まで、このことは誰にも話したことがありませんでした。夫にも」と、彼女は言いかけて、こう足した。「聞いてくれる人なんて誰もいないと思っていました」。彼女は私に、話す機会を与えてくれたことに礼を言い、冷ややかな笑みを浮かべた。「でも、化学療法は受けませんから」

私は、わかりましたと答え、近々、月2回開いているサポートグループの会合があるので、そこに参加して、私が患者さんと実行しているストレス緩和法がどんなものかちょっとのぞいてみませんか、と誘った。彼女が参加することはあまり期待していなかったので、2日後の夜、会議室で彼女が他の参加者に混じってテーブルに座っているのを見て驚いた。

私は、いつものようにまず、参加者に前回の会合の後で生じた感情や思考について話してもらった。話し合いの間中、レイチェルは黙っていた。

私は、希望者に1人ずつ床に横たわるように言い、その人の周りにチベットのシンギングボウルとクリスタルボウルを置き、音に「浸る」ように指示した（義弟のキースにそうしたように）。レイチェルは居心地が悪そうにもじもじしていたが、実演を見て、ボウルの音を聴くと、手を挙げた。自分で試してみる気になったのだ。

これまで何百人もの患者にボウルを使ってきて、私は、さまざまな反応や、多くの変容を目撃してきた。しかし、その夜レイチェルに起きたような劇的な変化は、今まで見たことがなかった。最初、彼女は、思っていたほどではなかったが、やや緊張しているように見えた。しかし、音の波が彼女の身体を通り抜け、包み込んだときに、大きな変化が起きたことはすぐにわかった。彼女の顔に浮かんだほほ笑みはあまりに愛らしく無邪気で、自分は愛されるに値しないと無意識に思い込む前の、子供時代に戻ったかのように見えた。

ボウルの振動に浸されて、彼女は人生で初めて、宇宙の絶対的な美しさとハーモニー、すなわち自分のエッセンスの妙なる響きを聴いたのだ。この、内面からしか現れない無条件のハーモニーのおかげで、レイチェルは自分を、治癒するに値する人間、傷つきやすく助けが必要な人間として見ることができた。

私は、彼女が抱えていたすべての問題が、ボウルの響きを1回聴いただけで解決したと言うつもりはない。しかし、その部屋にいた誰もが、彼女のエネルギーに重要な変化が起きたことに気付いた。レイチェルの肉体的、精神的、霊的な治癒が、その夜に始まったのだ。

その後まもなく、彼女は自分自身のクリスタルボウルを買い、新たに始めた瞑想と共に使い始めた。自分のエッセンスに接触する機会が増えるにつれて、彼女は自分を、有限的な、エゴに基づいた、肉体中心の有機体として見るのを止め、神聖で無限なものとのつながりを見出した。彼女はまた、人生に極めて大きな影響を持ち続けている幼少期の問題の探求も続けた。化学療法への恐怖を克服し、一連の治療を受けることに同意した。副作用は、結果的に、彼女が想像していたよりもはるかに少なかった。そして、化学療法が期待された成果を上げられなかったときにも、レイチェルは、ためらわず骨髄移植を受けることに同意した。骨髄移植は、肉体的にも精神的にもつらい治療方法であり、以前の彼女であれば考えもしなかっただろう。2年がたった今、がんは寛解している。彼女は、できる限り私のサポートグループに参加し、スピリチュアルなエクササイズも続けている。そのおかげで、生き抜くという決心が強くなり、人生のあらゆる面が豊かになったと、言っている。

ボウルの音や、それが彼女の中で共鳴する状態によって、レイチェルは、自分が、病気や暗い幼少期だけで意味付けられる存在ではないこと、大人になってからも引きずっているゆがんだ自己イメージとはかけ離れた存在であることに気付いたのである。

ボウルを奏でることで、彼女は自分のエッセンス、つまり無限なものとのつながりを再発見した。この再び覚醒した意識によって、彼女は、自分自身や世界を見るために使っていた辛辣《しんらつ》で批判的なレンズを捨て去ることができた。そして、それが自分だとずっと思い込んでいた、傷つき、エゴに基づいた自己よりも、はるかに広大な「自己」の中での自尊心を見出したのだ。この変容はどれほどの意味を持つだろうか？　それはレイチェルにとって単なるスピリチュアルな目覚めを表しているだけではない。それによって彼女は、命を救うことになる治療を選択できたのだ。

レイチェルには瞑想の経験がなかったので、私が基本的な「マントラ瞑想」の技法を教えた。それは、音を使う手法を含む多くの心身修養法の出発点である。

マントラを使った瞑想

快適に座れる場所を見つけます。

背もたれがまっすぐな椅子に座ってもいいし、マットやクッションの上であぐらを組んでも構いません。15分間は確実に邪魔が入らないようにします。ドアを閉め、必要ならば「入室禁止」のプレートをノブに掛けます。電話と留守録は切りましょう。

始める前に、マントラとして、簡単な単語、または集中力を維持するのに役立つ意味のあるフレーズを1つ選んでください。サンスクリットの「私はそれである」という意味のマントラ Ham Sah（ハムサー）を使ってもいいでしょう。「ハム」で息を吸い、「サー」で息を吐きます。マントラが決まったら、目を閉じて、第2章に書いた2つの呼吸法のうちどちらかを実行します。呼吸が、遅く、深くなったと感じたら、意識の集中を始めます。息を吸うときには「Ham」（または自分が選んだ単語やフレーズ）を考えることに集中し、息を吐くときには「Sah」を考えることに集中します。息を吸うのも吐くのも鼻から行います。静かに、細く、長く呼吸します。

注意があちこちにそれても、がっかりすることはありません。それが自然です。首や背中が痛くなったり、鼻がかゆくなったり、足がしびれるように感じても、じっとして姿勢を保つようにしましょう。でも、もし姿勢を直したり鼻をかいたりしなければならなくなっても、テストか何かに失敗したように感じる必要はありません。これらすべては、瞑想の仕方を身につける練習の一部なのです。

マントラへの集中力が途切れて、買い物のリストや、デスクに置いてきたやりかけの仕事、夫や妻との解決していない口論、その他、感情的に引っかかっていることに意識が向いてしまったら、そのたびに、呼吸とマントラに注意を戻しましょう。息をいっぱいに吸い込んで、ゆっくりと吐いていますか？　息を吸ったり吐いたりするたびに、ちょっと間を置いて、呼吸のリズムを遅くし、肺とお腹が完全にふくらんだりへこんだりするようにしましょう。

自分に寛容でいてください。瞑想の練習には忍耐と没頭が必要です。意識のスクリーンに気が散るものが現れたら、一度はっきりと認識してから解放します。そして再びマントラと呼吸に意識の焦点を合わせます。

瞑想は、1セッションにつき10～20分を確保してから開始します（近くに時計を置いておいてもいいでしょう)。瞑想の終わりが近づいてきたら、次第に、周囲のことや、自分が感じていることを意識するようにします。ゆっくりと目を開き、必要なだけ時間をかけてドアを開け、水に浸かるように日常のスケジュールに戻っていきます。

自分のライフソングを書くことで拡張した意識へ

伝説によれば、ブッダは、「悟りを開く前は何をなさっていましたか?」と聞かれたとき、「薪を切り、水を運んでいた」と答えたという。続いて、「悟りを開かれてからはどうですか?」と聞かれると「薪を切り、水を運んでいる」と答えた。世俗的な、日々の暮らしのレベルでは何も変わらなかった。しかし、すべてが変わっていた。彼の、ものを見る観点が根本的に変わっていたからだ。私が、音を中心とした瞑想を通じて患者に追求してほしいと思っているのは、まさにこの、ものの見方の変化である。

ボウルの音を独特な声の表現形式と組み合わせると、変化ははるかに早く起こる。自分自身や患者に対する実践の中で、私は、偉大な知恵の伝統である、アメリカ先住民、チベット、ヒンドゥー、その他に伝わる音声修練を部分的に取り入れた1つのメソッドを開発した。そのメソッドでは、私が「ライフソング」と呼ぶものを作って歌う。

ライフソングの音はマントラに似ていて、音節をつなぎ合わせたグループから構成されるが、そのパターンは社会保障番号のようにその人固有のものだ。ライフソングは、私たちの混乱した思考、判断、感情を、調和の取れたパターンに変える。ボウルを鳴らしながらライフソングをチャントすれば、禅で「猿の心」と呼ばれる雑念が背景に後退し、拡張した意識を取り込む余地が生まれる。それを通じて私たちは自分のエッセンスを見つけることができる。

ゴードンのケースを考えてみよう。彼は大きな権力を持ったテレビのキー局の重役で、精神は常に熱病にかかったように活動していた。私が、非ホジキンリンパ腫［注：ホジキン病以外の悪性リンパ腫の総称］が4度目の再発をしていると伝えたとき、彼のとどまるところを知らないストレスレベルはすでに限界を超えていた。「最近、父が亡くなりました」と彼は言った。「でも、私は44になったばかりです。まだ死ぬ用意はできていません」

私は直感的に、ゴードンは何かとてもつらく苦しい感情を抑えこんでいて、それが病気の回復を妨げているのではないかと思った。彼はそれまで父親の話をしたことはなかったが、私が、お父さんの死について話してほしいと言うと、本人も私も驚いたことに、ゴードンは突然、泣き出した。普段は落ち着いていて寡黙なゴードンが、にわかに、急流を流れ落ちる水のように言葉をあふれ出させたのである。

父親が亡くなって、悲しみに打たれたというより、むしろほっとしたと彼は語った。彼の父親は、何かに取りつかれたような、競争心の強い男で、母親は一人息子が生まれた直後に重度の産後うつ病で施設に入らざるを得なかった。父親は母親の精神が破綻したことの責任を子供に負わせ、罰として、ゴードンの興味に関係なく、スポーツのチームに入って優秀な成績をあげることを強いた。

大人になる頃には、無意識下で表に出ることなくためられたゴードンの怒りは強烈なものになり、文字どおり彼を殺しつつあった。父親と同じように、彼は、人生を、多くの喜びを生み出すものではなく、競争するゲームだとみなしていた。彼には愛情のある家族がいたが、家族との関係は彼に満足感を与えるものではなかった。私の役割は2つあると思った。1つは、ゴードンのリンパ腫を治すための適切な治療計画を立てること。もう1つは、彼が自分のエッセンスとの結び付きを取り戻すのを助け、父親から与えられた傷を癒し、怒りを乗り越え、家族や友人との愛情の絆を作り直せるようにすることだ。

私はゴードンをサポートグループに参加するように誘い、ライフソングを「書く」ことによって、すぐに治癒プロセスを始めるように促した（ライフソングの書き方の説明は176～180ページに出ている）。

状況が違えば、おそらくゴードンは私の申し出を「ニューエイジのたわごと」として片付けていただろう。だが、生死の岐路に立っているということがわかっていたので、何にでも挑戦してみようと思えたのだ。彼が選んだ特定の音節グループはここでは書かない。ライフソングは、マントラと同様、個人的でプライベートなものであるべきだからだ。ゴードンはボウルの響きに合わせて発声できるライフソングを見つけた、とだけ言っておこう。それは、怒りと混乱と悲しみしかなかった彼の心に喜びをもたらした。

ゴードンの再発したリンパ腫は、集中的な化学療法の後、この原稿を書いている時点で11カ月間寛解を維持している。私が願ってやまないのは、彼のがんが今後再発しないことだ。しかし、ゴードンは、サウンドヒーリング、とりわけライフソングを使って懸命に自己変革に取り組んだ。たとえ病気が最終的にどういう方向に向かおうと、実現できるとは想像もしていなかった生活の質を得られたことは間違いない。

読者には、ぜひ自分自身のライフソングを作ってもらいたい。

しかし、忘れないでいてほしいのだが、目標は「それをちゃんとやる」ことではない。自分が何者であるかの根本的表現として自分の中で共鳴する、重要な音の列を見出すことだ。

もしボウルを持っているとか、使える機会があるのであれば、ライフソングを作るときにボウルの音に誘導してもらおう。ボウルが使えない場合は、ステップ1と2の、ボウルの使い方についての指示は無視して、ただ大きな声でチャントすればいい。リストに挙げた音は、始めるための足掛かりとして提示しただけなので、自分で、自由に、母音と子音の組み合わせでできている音を作り出してほしい。このプロセスには、幼い子供のように、独創的に、誰にも縛られることなく、遊び心を持って取り組んでもらいたい。

自分のライフソングを作る

「HOME（ホウム）」の韻

HOME（ホウム）
ROME（ロウム）
SOME（ソウム）
LOME（ロウム）
VOME（ヴォウム）
YOME（ヨウム）

「MOM（マム）」の韻

HAM（ハム）
RAM（ラム）
SAM（サム）
LAM（ラム）
VAM（ヴァム）

YAM（ヤム）

「KNEE（ニー）」の韻

HEE（ヒー）
REE（リー）
SEE（シー）
LEE（リー）
VEE（ヴィー）
YEE（イー）

「HUM（ハム）」の韻

HUM（ハム）
RUM（ラム）
SUM（サム）
LUM（ラム）
VUM（ヴァム）
YUM（ヤム）

「BLUE（ブルー）」の韻

HOO（フー）

ROO（ルー）

SOO（スー）

LOO（ルー）

NOO（ヌー）

1．右のリストのマントラ音を1つずつ発音し、発音すると同時にボウルを軽くたたきます。ボウルがない場合は、CDなど録音されたもので構いません。

1つのセットが終わったら次のセットに移ります。目は開けたまま、1つ1つの音を大きな声で発声し、そのたびごとにボウルを優しくたたきます。

2．すべてのリストが終わったら、ボウルの縁を優しく3回たたいてボウルを奏で始めます。ボウルの縁に沿って時計回りにマレットを動かして、倍音を奏でます。

マレットはきちんとボウルに当てますが、力を入れてはいけません。ボウルが揺れ始めたり、音が大きくなりすぎたりしないようにしましょう。ひびが入ることがあります。

3．柔らかく、長く延びる音を持続したまま、目を閉じて、音が心に入ってくるようにします。心の中で、いろいろな音をボウルの響きに合わせてみて、自分に最も共鳴する組み合わせを見つけましょう。

その音を、思いついたメロディーにのせて声に出して歌ってみましょう。

特にメロディーが浮かばなければ、良いと思う順番で音をチャントするだけで構いません。たぶん、後で自分のメロディーが見つかるでしょう。

最も気に入った音を3つか4つ選んでください。一番調和していると感じられた音がライフソングになります。

例えば、こんな組み合わせがライフソングです。SOM MA TUM（ソム マータム）、LAM MA TOM（ラム マートム）、TA KEY LA（ター キー ラー）、TA ME HUM（ター ミー ハム）。

最初に見つけたライフソングが、生涯使い続けるただ1つの歌になるかもしれません。あるいは、ヒーリングの進歩に伴って、何週間、何カ月、あるいは何年後かに、新しい歌を見つけることもあります。「正しい」ライフソングとか「間違った」ライフソングというものはありません。さまざまな音を、あらゆる組み合わせで、いくらでも好きなだけ試してみてください。

自分のライフソングをチャントすると、それが文字どおり自分から流れ出てくるのを感じるでしょう。あたかも、自分自身というより、自分のエッセンスが歌っているように感じられるはずです。音やメロディーが微妙に変わっても、そのままにしておきます。歌を、常に自然に流れ出るものに保つのです。

覚えておいてください。ライフソングは、世界でたった一つの、あなただけのものです。ライフソングは、大声で歌っても心の中でチャントしても、必ず、あなたをあなたのエッセンスに結び付けます。ですから、ライフソングを大切にして、自分だけの秘密にしておきましょう。

ストレスの大きな状況に置かれたときに、ライフソングを心の中でチャントすると、内面の大きな安らぎと力が与えられることに、私を含め多くの人が気付いています。

第2部

心と身体と魂のチューニング

第5章 サウンド・ボディ——完全な健康を手に入れる

乳がんのサンディーの事例

昨年、乳がんと診断されたサンディーは、しっかりとした若い女性だった。彼女は、乳房切除術の後にがん専門医の診察を受けたとき、どんなに落ち込んだかについて話してくれた。

「私は、自分のことを、とても前向きで意志の強い人間だといつも思っていました。がんがステージⅢだと聞いたときも、そんなにひどい状況じゃないし、他の人にはできないことでも私にはできるんだって考えていたんです」

ステージⅢというのは、乳房の腫瘍が肥大して、近くにある脇のリンパ節にまで広がっているが、身体の他の部位では見つかっていないという段階だ。

リンパ節を巻き込んでいるということは、微細ながんが身体の中に拡散し、最終的には潜在性の致命的な転移性腫瘍として現れる可能性が高い。それを防ぐには、化学療法を受けるか、患者の免疫システムを高めて、しつこいがん細胞を取り除くしかない。

私の経験では、最先端の化学治療を栄養療法や心身療法と組み合わせて使うと、サンディーのような状況の女性の生存率を大幅に向上させる可能性がある。その上、長距離ランナーとして長い経験を持つサンディーは、手術のわずか4日後に8キロの距離を完走していた。

「ワォ！　すごく調子いいって思いました」と彼女は言った。しかし、手術後に予定されていた化学療法についての医師の説明を聞いて、彼女の明るい気分は急に消えた。術後の化学療法が再発の可能性を減らす割合はわずか数パーセントだと言われたのだ。

サンディーは、友人の紹介で私の診察を受けに来たのだが、理由は、がんの予防と治療にホリスティックアプローチを採り入れている医師からセカンドオピニオンを聞きたいということだった。化学療法と、低脂肪・高食物繊維の食事療法、サプリメントの摂取、音を基本にした瞑想、ビジュアライゼーションなどの組み合わせを武器として、がんの再発を防ぐことを私が提案すると、彼女は明らかに安心したようだった。当初、彼女は、心の要素が健康に与える効果について懐疑的だったが、私のサポートグループに参加してくれた。

「自分の心の問題から目を背けてちゃいけないのはわかっていました。実際、気分が落ち込んでいたし、怖かったんです」と彼女は言った。「他の人たちと会うのはいいことだと思ったし、サポートグループに参加した乳がんの女性は、参加しない人よりも余命が長いと本で読んだことがあります」

サンディーはそれまで瞑想の経験がなく、最初の体験は「ちょっと抵抗がある感じ」だったと言う。「知らない人がいっぱいの部屋で、目を閉じて、何もかも遮断して自分の呼吸とボウルの音に集中するっていうのは、慣れるまでに少し時間がかかりました。でも、しばらくするとその感じが好きになりました。だから、ミーティングにはずっと出席しています。化学療法がある日でも休んでないんですよ」

サンディーは私のことを応援団長と呼ぶ。その理由は、初診の際に、私が治療をした女性には再発していない人が何百人もいると伝えたことだそうだ。

「あのとき先生は、『あなたはきっと治ります』と言ってくれました。まさにその言葉が聞きたかったんです」。私はこの前話をしたときのことを思い出した。そして彼女は続けた。「お医者さまが必ず病気を克服できると信じていなければ、どうして患者がそう信じられますか？」

私も、医師と患者の間で「癒やしのパートナーシップ」を作ることは治療上極めて意義があると考えている。だが、自分が選択できるあらゆる手段を使って病気と闘うことを決め、自分の未来を引き受けたのはサンディー本人だ。彼女が示した意欲は、医学博士スティーブン・グリーアが「闘病心」として定義したものの優れた実例である。

ロンドン近郊のロイヤルマースデン病院におけるグリーア博士とその同僚による研究では、闘病心のある乳がん患者は、無力感や絶望感を抱いている患者に比べると、15年生存率が2倍になることが明らかにされた。グリーアが定義した闘病心のある患者とは、自分の積極的な態度や行動によって回復の可能性が大きく向上すると信じている患者のことである。

初めは半信半疑だったサンディーだが、やがて、音を使った瞑想と誘導イメージが、過酷な化学療法を乗り切るのに非常に役に立つ技法であることを理解した。さらに、それは不動産仲介の厳しい仕事にも役立ったと言う。「もう、ストレスがない時代には戻れません」と彼女は言う。「でも、以前ほど悩まなくなったし、教わったテクニックを使って、前よりもずっと早く、確実に、ストレスレベルを下げられるようになりました」。彼女は、ボウルの響きが「力にあふれている」と言う。「その振動があると、自分だけで瞑想するときよりずっと簡単に静かな状態に入れます。ストレスや心配事が全部、すーっと消えてしまうのです」

この夏、サンディーは長年の夢を実現して、1週間、フランス・アルプスを徒歩で旅行した。健康な人にとっても体力を必要とする行程だ。今、彼女は最後の化学療法を受けているが、現在の健康状態も予後も極めて良好である。1日6キロ半のランニングも日課として続けている。サンディーも私も、彼女のエネルギーと楽観主義が、がんの再発を退けるだろうと確信している。

サンディーの事例は、音と瞑想が健康と治癒にどういう影響を与えるか、心身相関のメカニズムがそれにどう関与するかを示す良い例である。あらゆる身体的な病気は、細胞レベルまで含めた心身バランスが壊れていることの発現だと、私は考えている。第2章で取り上げた心身相関に関する研究は、慢性的なマイナスの感情が私たちのさまざまな生理機能を破壊し、重大な健康問題を引き起こすことを立証している。それを避けるには、感情を解放し、心身パターンを変える手段を取る必要がある。

例えば、首にストレスがかかっていても、それに気付かないかもしれない。やがて首が凝って痛み始める。温熱パッドやアスピリンを使えば一時的に治まるが、症状は必ずぶり返す。すぐに背中がひどく痛むようになり、医者に診てもらうと椎間板ヘルニアだと言われる。治療しないと、椎間板のために片腕が使えなくなる可能性がある。そして、手術を勧められる。

しかし、首の痛みにしても、潰瘍、がん、心臓病にしても、症状や病気の奥を見て、身体の不調和を引き起こしている心の問題を明らかにすれば、どうだろうか？　さらに、激痛をも癒すことができる、心の驚異的な能力を使ったらどうだろうか？

細胞レベルを癒やす音の力

科学者たちは、ずっと前から、心と身体の関係を研究しているが、心や身体に音が与える影響についての研究はいまだとり残されている。スーフィーの指導者ハズラット・イナヤット・カーンは、こう書いている。「音の物理的な効果は人体にも大きな影響を与える。人体のあらゆるメカニズム、例えば、筋肉、血液の循環、神経などは、すべて振動の力で動いている。そして、あらゆる音には共鳴がある。だから、人間の身体は生きている音の共鳴器なのだ……。ある人が自然に持つさまざまなピッチは、そのピッチの声を出すとき、自己治癒力、そして他人を治癒する力の源泉になる」。心の力で生理学的な不均衡を直すというのは、もはや、革新的なアイディアではない。今、探究されているのは心の力を利用するための音と音楽の使用法である。

音は、いろいろな方向から治癒の方程式に入ってくる。

音は、エネルギー効果によって細胞の機能を変化させる。音は、生体システムを同調させて、機能の恒常性を高める。音は、心を、そして身体を落ち着かせる。

音は感情に影響を与え、感情は神経伝達物質や神経ペプチドに影響を与え、神経伝達物質や神経ペプチドは、体内のヒーラーである免疫システムの正常化を促す。感情に強く訴え、記憶や連想を呼び起こし、私たちの治癒システムに明らかに影響を与えるような心理状態にさせる組織化された音が、「音楽」であることは言うまでもない。

前にも触れたが、エネルギー医学に関する研究の統合を先導しているベバリー・ルービックによると、電磁気エネルギー、そしておそらくその他の形のエネルギーは、細胞のレセプターレベルで細胞機能に影響を与える。

キャンディス・パートが指摘するところでは、神経ペプチド、神経伝達物質、その他の分子メッセンジャーから「情報」を受け取る細胞のレセプターは、「形を変え、細かく振動し、ブーンとうなりさえする」。レセプターがどのように分子メッセンジャーに反応するかによって、私たちの免疫防御細胞や、ひいては体内の他のすべての細胞の働きが決定され得るということを思い出してほしい。

さまざまな形のエネルギーが細胞の機能に与える影響について、科学的に最も進んだ研究を行っているのは、おそらく、カリフォルニアのロマリンダ退役軍人局医療センターにある、生物物理学者ヤン・バレチェックの研究室だろう。

バレチェックは、超低周波（ＥＬＦ）の電磁場が、細胞、特に免疫システムの中で兵隊の役割をするＴリンパ球に変化を起こすことを証明した。バレチェックによれば、ＥＬＦ電磁場との接触量により、免疫細胞の働きを活性化したり抑制したりすることがあるという。彼はそれに関する数多くの研究を審査のある学術雑誌に発表してきた。

現在、バレチェックは、ＥＬＦエネルギー場がどのように細胞の働きに影響を与えるのかを研究しているが、彼の実験では、それがカルシウムの取り込みの調節によって実現されていることが示されている。

具体的に言うと、細胞内に蓄えられたカルシウムの放出、カルシウムの細胞内への侵入、および、カルシウムを取り込む細胞の活動を制御する酵素系に、エネルギー場が影響を与えるのだ。ある刺激的な論文の中で、バレチェックは、ＤＮＡ合成がカルシウムに依存している可能性があり、エネルギー場の影響を受けるかもしれないとも指摘している。

このことは、細胞機能への音の影響に関してどういう意味があるのだろうか？　音は、バレチェックが研究しているＥＬＦエネルギー場と同じではないが、エネルギーの一形態であることは間違いない。

フランスの作曲家でありバイオエナジェティックス療法家でもあるファビアン・ママンを含む他の研究者たちも、音波エネルギーが細胞に与える特別な影響について調査し、記録を残し始めた。

ママンは、音楽と、鍼などのエネルギーに基づいた治療法の双方に関心があったので、こんな疑問を持った。「私たちは本当に音楽によってつき動かされ、時には変えられてしまうことさえあるのだろうか？　もしそうなら、音はどれだけ深く身体の中に入っていくのだろうか？」。１９８１年、彼は、パリにあるフランス国立科学研究センターの生物学者エレーヌ・グリマルとチームを組んだ。1年半をかけ、彼とグリマルは、低周波音（30～40デシベル）が人間の細胞に与える影響を顕微鏡写真によって調べた。ママンの言葉を借りると、「これらの実験の目的は、人間の細胞の核と電磁場における音の影響を観察することだった」。

ママンとグリマルは、銅鑼、木琴、アコースティックギター、無伴奏の人間の声など、さまざまな音を21分間聴かせたときの、健康な人間の細胞と子宮がん細胞の内部構造を、顕微鏡に装着したカメラで調べた。

最も劇的な結果は、ママンが細胞に向かって音階を歌ったときに現れた。「極めて短時間で細胞の構造が壊れた。人間の声は、その振動の中に他のどんな楽器よりも強い力を持っている。それは、意識だ……。がん細胞は、次第に蓄積してゆく振動周波数に耐え切れないように見えた。私が歌の中に3番目の周波数を加えたとたん、がん細胞は不安定になり始めた」。ところが、他の楽器、特に、豊かな倍音を伴った銅鑼もまた、細胞を崩壊させ、ついには破裂させた。

実験室での発見に基づいて、ママンは次に、2人の乳がん患者に対して、1日3時間半、1カ月にわたって音を聴かせるという実験を行った。一方のケースでは腫瘍は消滅した。もう1人の女性は腫瘍を切除する手術を受けたが、腫瘍は「縮小し、完全に乾いていた」。転移がなかったので、その悪性腫瘍は摘出され、患者は完全に回復した。

ママンの著書『The Role of Music in the Twenty-first Century（21世紀における音楽の役割）』には、通常のカメラと、電磁場を記録するキルリアン撮影装置で撮った興味深い写真が収められていて、細胞の反応を目に見える形で示している。彼はこう書いている。

この発見が示しているのは、音の振動が人間の組織の最も微細なレベルに直接作用し、細胞構造の変化において決定的な役割を果たすということである……。すべての半音階を同じ長さで出している間、さまざまなレベルのエネルギーが同時に刺激され、病気の細胞は構造が変化して安定を失った。別の周波数の振動が加わるとエネルギーはさらに強くなり、細胞はそれに対応できなくなった。細胞は、自らの構造を収容し切れなくなり、蓄積された音に同調できなくなって、死んでしまった。

ママンは、また、フランスの物理学者ジョエル・シュテルナイメールと共同研究を行ったが、シュテルナイメールは、「The Music of the Elementary Particles（素粒子の音楽）」と題した論文で、人間のすべての分子はそれぞれ固有の音楽周波数を持っている、という発見を報告している。「粒子の固まりは、それら自身の中で、あたかも半音の平均律音階の音符であるかのように巧みに

振る舞う」とシュテルナイメールは書いている。そのため、細胞構造内の粒子の周波数と、音の周波数との不調和によって、細胞内での破裂が引き起こされる可能性があるとママンは結論付ける。

音波の周波数が細胞質と核膜を「攻撃する」と、細胞核は構造を維持できないことを、ママンの刺激的ながん細胞の写真は証拠付けている。彼の実験の源流は、「音響学の父」と呼ばれる18世紀のドイツの科学者で、アマチュア音楽家の、エルンスト・クラドニにさかのぼる。1809年、クラドニは、音の振動は物体を動かすことができるという理論を証明して、フランスの科学者たちと、かのナポレオンを震え上がらせた。重量のある台に固定した皿の上に砂をまき、皿の外周をバイオリンの弓でこすると、砂が位置を変えて複雑な幾何学模様を作ったのである。

現代のスイスの科学者ハンス・ジェニー博士は、20世紀の技術を使ってクラドニの実験を洗練し拡張した。彼は、音がどのように物質に影響を与えるかに関する科学的研究を、ギリシャ語の「波」を意味する言葉にちなんで「サイマティックス」と名付けた。ジェニーは、水晶発振器と、彼が発明した人間の声を画像化する装置トノスコープを使って、砂をはじめ、鉄粉、プラスチックの微粒子、水銀などの物質で驚くほど複雑な図形を作り出した。

描き出される模様のパターンは無限にあり、周波数、音量、物質の種類などによって変化するが、多くの場合は、3次元の奥行きと質感がある美しい万華鏡の模様に似ている。その中には、雪の結晶、花、らせんなど、自然に生まれる普遍的な形に似たものが含まれる。

私が特に心を奪われたのは、マントラのOM（オーム）をチャントすると、完全な円の中に、同じ中心を持つひし形と三角形が何重にも続く図形が描かれるということだ。それは、タントラ仏教の聖なる創造の振動を表す曼陀羅に驚くほど似ている。

しかし、私の好奇心が最も刺激されたのは、ジェニーが、彼のライフワークであり同名の映画にもなった『Cymatics（サイマティックス）』に書いている理論を読んだときだった。

その理論とは、人間のすべての細胞は固有の周波数を持っていて、あらゆる臓器の周波数は、それを構成する細胞の周波数の倍音になっている、というものだ。

それを前提にして、細胞や遺伝子のレベルで音がどのように治癒に使えるのかを解明する鍵は、こうした固有の周波数が持っている、という興味深い仮説が提示されている。

英国のオステオパシー医である医学博士ピーター・ガイ・マナーズ卿は、「サイマティックセラピー」と呼ばれる、ジェニーの理論の臨床的な応用を研究開発した。それは、免疫システムを含む重なり合った生物学的システムを、可聴領域の音波を使って刺激し、細胞や臓器を理想的な代謝状態にする療法である。

マナーズは、病気を「臓器の調和した分子関係が阻害されること」と捉えている。彼がサイマティックセラピーを使うのは、特定の状態を治療するためではなく、化学的なバランスやホメオスタシスのバランスを促進することによって、身体の自己治癒を助けるためである。

――この研究では、中枢神経系によって個々の細胞に送られる電気的なメッセージを途中で遮断し、サイマティックな信号を細胞が理解できるコードにして送出する。個々の組織は、出された信号に従ってH-ファクター（ハーモニックファクター）を与えられる。サイマティック装置によって周波数を調整された音が、患部への直接の接触や、鍼の経絡を通じて身体に適用されたとき、有効な刺激、活性化、循環を引き起こす。

サイマティックセラピーは30年ほど前にアメリカに導入され、リウマチ、麻痺、筋肉疲労、関節炎、骨折、その他さまざまな病気の治療に使われてきている。

マナーズは、将来、この療法が臓器移植にも使われ、移植された臓器とレシピエントの間に共鳴を生み、周辺の神経、骨、皮膚などの再生を促進することを期待している。

宇宙の音が脳波を変え、心と身体を癒やす

ファビアン・ママンの発見やサイマティックセラピーは、やがて、がんや、その他の細胞変性および細胞機能障害疾患の患者に直接の影響を与えるかもしれない。それに関連する、さらに進歩的な治療法が、カリフォルニア人間科学大学の神経・音響研究センター所長ジェフリー・トンプソン博士によって研究されている。

トンプソンは、音の周波数の振動を利用してさまざまな生物学的システムのバランスを向上させ、

細胞の治癒さえも促進する、「音響誘導療法」と命名した技法を実践している。

トンプソンは、鳥、イルカ、人間の声、波、風、その他の「オーガニック」な自然の音を電子的に加工し、ミックスした音を作り出した。彼はそれを「原初の音」と呼んでいる。

トンプソンによると、この音は、患者の脳波やその他の生理学的機能と共鳴、同調し、深いリラクセーションと「潜在意識の開放状態」を促進するという。

また、彼は、独創的な音響技術を使って、患者の基本周波数、いわば声の指紋を明らかにし、再現することができる。個々人が持つ声紋固有のハーモニックスや倍音を利用して、潜在意識と細胞の両方のレベルでバランスの崩れを修正できると考えているのである。

患者の声の3－D録音を修正加工したものから作られる声紋は、特製のサウンドセラピー用治療台から患者の体に伝わるようになっている。この治療台には「音叉」変換器が付いていて、治療台全体が、巨大な共鳴板として振動する仕組みになっている。トンプソンによると、患者の一部が「顕著な反応を示す理由は……この治療台で細胞が直接振動するからである」。

適切な周波数範囲と振動強度で送り出される音は、少なくとも理論的には、細胞レベルでの治癒を可能にする、とトンプソンは確信している。

「人間の身体は70パーセント以上が水であり、水中では音は空気中の5倍の効率で伝わるので、音の周波数による人体への直接的な刺激は、特に細胞レベルで全身を刺激するには効率の良い手段である。生きている細胞組織を、音の振動で直接刺激すると、細胞の代謝が著しく高まり、それにより、細胞の治癒能力を促進できることがわかっている」

自然の中にあるさまざまな種類の音を利用して心理音響的な介入を行うという、トンプソンの「バイオチューニング」と音響誘導技法は、確かに最も先進的なサウンドヒーリングへのアプローチの1つである。

あるNASAの職員は、トンプソンの「原初の音」のテープを聴いて彼に電話をかけてきた。職員は彼に、ボイジャーI号やII号が地球から遠く離れた宇宙空間で録音した音を聴いたことがあるかどうか尋ねた。その中に、トンプソンの自然音の録音と全く同じように聞こえるものが存在するというのだ。

宇宙空間で録音した音が、彼自身が再現した自然の音に酷似していると知っても、トンプソンは驚かなかった。例えば、木星が発する音は、イルカの高い鳴き声によく似ており、天王星の最も小さい衛星（ミランダ）が発する音は人の声のコーラスに似ている。しかしトンプソンが最も興味を引かれたのは天王星の環が生み出す音だった。それはチベットのシンギングボウルが生み出す音とほぼ同じだったのである。

トンプソンは、この類似は偶然ではないと考えている。彼は、どちらも、カール・ユングが集合的無意識と言ったものの反響であり、私たちに、細胞と精神のレベルで原初的なルーツを思い出させてくれるものだと考えている。

「人間が潜在意識に十分に深く入り込んでいけば……、ついにはあらゆる人間に共通するレベルに到達する」と、トンプソンは言う。おそらく、チベットのシンギングボウルやクリスタルボウルの響きが強力な治癒力を持つのは、原初の宇宙の音、宇宙のエッセンスの音に極めてよく似ているからである。

カイロプラクターの仕事を始めてまもなく、慢性的な背中の痛みやその他の筋骨格の病気に対する効果的な治療法を探していたトンプソンは、音の振動が身体の調整や治癒を促進するのではないかと考えた。彼は、失読症、注意欠陥障害、ある種の学習障害の治療で優れた効果をあげたと報告している。

音響療法で、臨床的に測定された生理学的効果の1つは、脳波がアルファ波やシータ波に変わることである。多くのEEGバイオフィードバックの専門家によれば、それは、心と脳がリラックスした状態、そして治癒の感受性が高められた状態である。

しかし、サウンドセラピーを通じた脳波の変化が、臨床的な意味があるほどの効果を健康に与えるという証拠はあるのだろうか？

EEGバイオフィードバック（ニューロフィードバックとも言われる）の専門家は、患者に自分の脳波パターンを変えさせることによって、注意欠陥障害から脳卒中、高血圧まで、数多くの症状が改善したという記録を残してきた。しかし、最近の最も注目すべき研究は、脳波の調整と免疫システムの強化の関係を解明するものだ。

太平洋行動医学研究所のゲーリー・シュマー博士が行った研究では、定期的にEEGバイオフィードバックを使ってアルファやシータの脳波状態を発生させられるＨＩＶ患者は、末期のエイズをくい止める能力の重要な指標であるヘルパーＴ細胞が統計的に有意な数値で増加していることを示した。

この研究を、トンプソン博士の音と脳波の同調に関する研究の文脈で捉えると、音が脳と身体の関係にどのように影響を与えるかが見え始めてくる。それには、私たちの免疫防御ネットワークさえも含まれるのだ。

トンプソンの研究は、チベットのシンギングボウルやクリスタルボウルの音が持つ治癒特性にも光を当てている。さまざまな身体的不調や病気からの回復を、ボウルを使って促進する心身治療者の数は増加しているようである。テネシー州ナッシュビルにあるバプテスト病院心身研究所の医長で医学博士のコン・ポターニンは、チャントや音楽をチベットのシンギングボウルやクリスタルボウルと組み合わせて、偏頭痛、首・肩・背中の痛み、高血圧、過敏性腸症候群などの慢性疼痛を抱える患者の治療に使っている。

ポターニンは、チベットのシンギングボウルと音楽は、組みあわせて使ったときに最も効果的に働くことを見出している。「これによって患者はストレスを取り除かれるので、ストレッチやヨーガも含めた瞑想やリラクセーションのエクササイズができるようになる」と、彼は言う。しかし、瞑想は、それ自体が目的なのではなく、「〝ゆるし〟の境地に達するための手段であり、瞑想によって患者の心が開かれ、彼らが抱えている恐れや怒りといった感情に向き合えるようになるのだ」

クリスタルボウルやチベットのシンギングボウルを、ポターニンは、痛みの管理やストレスによる不調に、私は、がんやその他の重病に使用してきた。これらの経験を合わせると、豊かな倍音を含んだボウルの音が、心身をホメオスタシスと治癒へ優しく導くことは、十分証明されたといえるだろう。

誘導イメージと音楽で免疫システムを活性化する

臨床心理学者であり音楽療法士のマーク・ライダー博士とその同僚たちは、誘導イメージと組み合わせた音楽がストレスホルモンを減少させ、かつ、病気と闘う免疫細胞のレベルを上昇させるという、説得力のある数値データを提示してきた。

例えば、ライダーが実施したある実験では、大学生を3つのグループに分け、第1のグループには抗体の分泌に関する説明を行い、その後、即興で作った生の音楽を聴かせながら、自分の身体に抗体が分泌されるのをイメージしてもらった。音楽はイメージをしやすくするものだと伝えた。

第2のグループには同じ音楽を聴かせたが、指示は何も与えなかった。

第3のグループはただ静かに座らせておいた。実験の終わりに、学生の唾液を収集してsIgA（分泌型免疫グロブリンA［注：免疫を担う糖タンパク質の一種。体表面、粘膜面の一次生体防御に働く］）抗体の生産を検査し、皮膚温の計測を行った。その結果、sIgAの生産は、第1のグループが、他のグループよりも著しく高いことをライダーは発見した。

ライダーが、ジーン・アクターバーグと共に行った別の実験がある。アクターバーグは精神神経免疫学（PNI）の分野の先導者の1人で、イメージ療法の専門家として知られている。2人は、B細胞［注：異物に対して抗体を生産する、胸腺に依存しないリンパ球］が病原体と闘う抗体を大量に作る様子を想像する方法についての説明と、特別に作曲したBGMが入った17分のテープをつくり、大学生の1つ目のグループに聴かせた。もう1つのグループにはBGMだけが入ったテープを聴かせ、3番目のグループは17分間ただ静かに座らせておいた。

3つのグループすべてについて、実験前と後にsIgAの生産を測定した。その結果、グループ1と2の抗体の生産はグループ3と比べて著しく多く、その実験を3週間続けた後では、グループ1は2を上回った。これが意味することは、「誘導イメージを利用することによって、リラクセーションだけよりも、さらに高度な免疫システムの条件付けができるということだ」とライダーは言う。

注目すべきは、特定の種類の細胞をイメージすることで、その特定の細胞に直接影響を与えられそうなことだ。ライダーとアクターバーグは、次のような実験も行っている。

被験者を2つのグループに分け、どちらのグループにも、病気と闘う2種類の重要な白血球である好中球とリンパ球の活動を音楽と合わせてイメージする方法を、6週間、訓練してもらった。「驚くことに、どちらのグループでも、注目した（種類の）血球だけに明らかな変化が見られた。これが意味するのは、生物学的な影響を、直接、免疫システムに伝えられるということだ」とライダーは述べている。

イメージすることが、音と音楽の治癒効果を促進することは明らかとなったが、イメージそのものに免疫強化作用があることを考えれば、当然のことに思える。70年代半ばに、アクターバーグ、フランク・ローリス博士、カール・サイモントン博士、ステファニー・サイモントン博士らによって行われた先駆的な研究は、「肯定的な結果を生むイメージ」は、さまざまな心理学的、血液化学的要素の中でも、とりわけ末期がんの克服と関係が深いことを示している。

では、誘導イメージとは正確には何だろうか？　私たちが、何かのイメージを思い浮かべて、激しい感情や、静穏な感覚、身体感覚などが喚起されると、免疫システムに影響を与える可能性のある、神経伝達物質、神経ペプチド、メッセンジャー分子などに、生理学的な変化が次々と起こる。プロセス自体は単純だ。静かに座って瞑想状態になり、頭の中に自由にイメージを思い描けるようにする。自分自身の想像力から生まれるものでも、台本やテープ、あるいはセラピストの誘導によるものでも構わない（それが誘導イメージと呼ばれる理由である）。イメージの心理学的、生理学的な影響は、思い描くイメージによって異なるが、イメージに心身状態を変える力があることは確かである。

ごく簡単な例を考えてみよう。目を閉じて、自分がレモンのスライスをかじっていることを想像してほしい。ゆっくりとレモンの姿を思い浮かべ、食感や味を想像してみよう。舌の下に唾液が湧き出てくるのに気付いただろうか。身体の化学的状態を変えるために本物のレモンは必要ないのだ。

想像のレモンで十分なのである。

免疫システムを活性化するためにイメージを使う場合も同じ原理が成り立つ。白血球が闘うために動員され、病原体やがん細胞を殺すところを直接的に思い浮かべてもいいし、間接的に、心が落ちつく風景を想像してもいい。その場合は、反対に、ストレスホルモンを減少させることで免疫を高めることになる。

精神神経免疫学の多数の研究が、この効果の生物学的根拠を提示している。脳の信号や脳のメッセンジャーは、最も細かいレベルの免疫細胞の活動に影響を与えることができる。マーク・ライダーやジーン・アクターバーグ、その他の人々の研究は、イメージに音楽を組み合わせることで、この効果が増大することを示している。

免疫システムへのイメージの影響に関する最近の研究には、以下のようなものがある。

◎健康な人に誘導イメージを実行すると、ナチュラルキラー細胞［注：大型のリンパ球で、腫瘍細胞やウイルス感染細胞に対して傷害活性を持つ］の活動が促進された。

◎わずか1回の誘導イメージ法のトレーニングを受けた被験者において増加した免疫グロブリンA（抗体の一種）の量は、リラクセーション法を習得している被験者と同等であった。

◎特定の細胞を強化する誘導イメージの訓練を受けた、健康な50歳未満の被験者において、病気と闘うリンパ球の数が増加し、活動がより顕著になった。被験者は、事前に自己催眠法を学習し、リンパ球を血流の中を泳ぐ強力なサメとして思い浮かべる方法を学んだ。免疫反応の向上はわずか1回のセッション後に認められ、自己催眠と誘導イメージの訓練を1週間続けた後では、より顕著となった。

◎水疱帯状疱疹ウイルスの皮膚試験に対する局所的なリンパ球の反応を、自ら選んで増大または減少させることができた。被験者は、誘導イメージを使って免疫システムに「メッセージを送り」、試験部位に集中して強い炎症反応を起こすことも、活動を緩和して炎症を抑えることもできた。

こうしたイメージと音楽を使った実験は、私たちが、ある程度まで免疫反応を調整できるということについて、説得力のある、厳密な証拠を示している。しかし、これらの免疫の変化は、臨床的に適切なものかどうかという当然の疑問がしばしば生じる。言い換えると、私たちの病気を撃退する能力が生物学的に有意義に向上した、とまで言えるのかということである。

リンパ腫のジョージの事例

多数の患者に接した私自身の臨床経験からすると、そうした生物学的変化は非常に有意義であると言える。患者の状態は日々、統計的な期待値が予測するよりも改善している。彼らは、治療に対する反応が出やすく、長く生きる傾向がある。そのような患者の1人がジョージである。

ジョージは44歳の精神医学ソーシャルワーカーで、ブロンクスにある女性のためのシェルターで働いている。彼は、リンパ腫が4年間寛解していた後で再発し、私の診察を受けに来た。リンパ腫は穏やかな進行期にあり、強力な化学療法と幹細胞移植を組み合わせた治療が必要だった。幹細胞移植は、リスクが高く、患者に大きな負担をかける。幹細胞移植の5年生存率は頻繁に変わっているが、30パーセントしかないとする研究もある。

ジョージは、柔らかい物腰で、過剰に礼儀正しい患者だった。会話の間も質問はほとんどせず、頻繁に首を上下に振るので、その動作は同意のしるしというよりはチック症に似ていた。いろいろと話すうちに、彼には親しい人間関係はほとんどなく、若くして始めた結婚生活は短期間で終わったことなどがわかった。ジョージは長年、心理療法を受けていたが、虐待を受けた子供時代の傷痕をまだ引きずっていた。

「私は、言葉の暴力や、精神的、肉体的な虐待に常に怯えるのがあたりまえな環境で育ってきました」と、彼は語った。「父はよく、何の理由もなく、突然私を殴りました。母も父と同じくらいひどい人間でした。何か自分に問題があると、しょっちゅう私に向かって怒鳴り、私を責めました。夫婦間の問題でもです。私はどこにも逃げ場がありませんでした」

彼は、心理療法を通じて、そんな家庭の中で存在するためには、そして生き延びるためには、内面の欲求を抑圧し、本当の自己とは異なる外的人格を作らなければならなかったのだということに気づいた。あまりにも長い間仮面をかぶっていたので、ついには、仮面が、重要なものではあっても小道具に過ぎないことを忘れ、それが本当の自分ではないということも忘れてしまったのである。

彼は、無意識のうちに自分を卑しむべき人間と捉え、両親にひどい扱いを受けて当然の悪い子供だったと思い込んでいた。頻繁に悪夢に悩まされたが、それは子供時代の激しい虐待や、折檻、放っておかれることなどの恐怖を呼び起こすものだった。ところが興味深いことに、悪夢は、彼が初めてリンパ腫と診断されたときに止まり、寛解期に入るとまた始まった。今、リンパ腫が再発したので、悪夢と自分自身に対する否定的な感情は、不思議なことにまた消えているという。

私は、ボウルを中心としたヒーリングがジョージの状態を大きく改善すると思ったので、一緒に子供のときに経験した恐怖や自己評価を解消しようと誘った。彼の問題の核心は深刻な自尊心の欠如だったが、数カ月にわたる瞑想とトーニングによって、自己嫌悪から生まれた苦痛を言葉にすることができた。その結果、ジョージは、子供のころの悲しみと絶望が大きすぎて、喜びや宇宙とのつながりを体験することができなかったことを認識した。彼は、ボウルの音と自分の声を使って矛盾を乗り越え、子供のころの自己を受け入れた。ただ、その影響を超越することはまだできないでいた。

彼がエッセンスの意識を拡大するにつれて、彼を人生の喜びから隔てていた感情的な防護壁は崩壊し始めた。ついに彼は、両親に加えられた暴力によってそれまで蓄積されていた怒りを、本当に経験することを許した。彼がひとたび怒りを乗り越え、両親の残酷さは彼らの傷ついたエゴから出ていたことがわかったとき初めて、彼の治癒が始まった。

治癒の過程で、ジョージは次第に驚くべき事実に気づいていった。彼の深く傷ついた子供時代の自己は、自分が死の危機にあると感じたときだけ、生を実感して生き生きとするのである。命に関わる病気に襲われて、彼は子供時代のような反応を示した。「一度、生きるか死ぬかのサバイバルモードに入ると、そのときだけはワクワクできて、自分は大丈夫だと思えるのです」

ジョージは、自分の無意識の心が、病気という形で子供時代のトラウマを再現しているということがわかってきた。それは、彼の無意識の心がリンパ腫を「引き起こした」ということではなく、彼の無意識が、かなりひねくれてはいるが肯定的な形で病気に反応したということだ。

私はジョージに、毎日の瞑想において、最も安全な場所で、平和な世界を感じられる時間をイメージすることに集中するようにアドバイスした。さらに、子供時代のトラウマより後で、がんの診断を受けるより前の期間からイメージを探してみるように勧めた。病気よりも健康な時代のほうが、喜びや生き生きとした感覚と結び付きやすいからである（心身相関問題の先駆者である医学博士ハーバート・ベンソンは、そのような瞬間の治癒能力を「記憶された健康」と記している）。

イメージを使った瞑想によって、ジョージは幸福と病気を分離することができるようになった。彼の心が癒されることによって、彼の言う「世界は完全に敵意に満ちていて、自分は完全に卑しむべき存在だ」という見方からも解放されていった。「自分の中の子供が、愛されたいと願う反面、拒絶に耐えられるぐらい強くありたいと願っていることに気づいたのです。私は、これまで毎日、私を不幸にした両親を責め続けてきました。でも昨夜、『エッセンス・サウンド瞑想』をやっているとき、何か急に気が抜けたような感じがしたのです。下腹部の奥の方から、低く、長い、うめき声のような音が聞こえました。そこが、もともとリンパ腫ができた場所で、再発もそこからしたのは偶然なのでしょうか?」

ジョージは、幹細胞移植の直前に、この認識に到達した。治療への反応は非常に良好で、10日後には退院し、3週間で仕事に復帰した。ほぼ5年たった今、彼は完全な治癒状態を維持し、健康である。もし、ジョージが音と瞑想を使って精神の奥底を探らなければ、彼のような移植患者によく起こる再発を避けられていたかどうか疑わしいと思う。

身体の治療は魂の癒やしと共にある

私は、治癒という錬金術について、患者が私から学んだのと同じかそれ以上に、患者から学んでいると思っている。患者たちは皆、勇気があり、生きたいという願いを持っているからこそ、身体を苦しめる病気と闘い、多くの場合は打ち勝つことができている。

彼らがどうしてそれを成し遂げられるのかは、私には謎のままである。だから、回復が進むにつれて、自分に何が起きていると考えているのか、本人の説明を注意深く聴くことにしている。頭のいい人もいれば、そうでない人もいる。物事を明確に伝えられる人もいれば、口下手な人もいる。しかし、知的な洞察力や言語能力が問題になるとは思えない。魂に、明るく燃える炎を持つ人ほど、IQや、学歴や、教養に関係なく、身体の自然な自己治癒力を目覚めさせる力が強いように思われる。そういう人たちの内部の治癒システムは、医学から大きな支援を受けるにしても、完全な治癒をもたらすほどに強いのである。

この認識は、直感的な悟りのように、突然頭にひらめいたのだと言えたらいいのだが、アメリカのトップクラスのメディカルスクールで徹底的な教育を受け、著名な病院で同じように徹底的な訓練を受けた私は、教えられたことしか見えていなかった。高度な学校教育を受ければ受けるほど大切なことを忘れていったのだ。そのような治癒が可能であることを認めるには時間がかかったが、いざ認めてからは、患者が身体の中にそうした神秘的な治癒プロセスをどうやって目覚めさせていけるのかを組織的に観察するだけだった。

私たちの治癒という概念は、肉体的な治療に限定されない。

公共福祉がん支援プログラムの理事長マイケル・ラーナー博士が指摘するように、「治癒」と「治療」は同義ではない。「治療」が病気の状態を完全に生物学的に解決することを意味するのに対し、「治癒」は、心、魂、肉体の各レベル、そしてときにはそれらすべてにわたる、回復と再生のプロセスを意味する。

この定義は文明そのものと同じくらい古い。ジーン・アクターバーグは、シャーマニズムにおける治癒の概念を次のように的確に述べている。「宇宙とその中に住むすべてのものを1つの織物のように直感的に認識し……、生と死を知ってそれらを区別せず……天地創造のすべての経験を探し出し……その織物の質感や多様な意味を感じ取ることである」。中世においては、多くの修道院が、同情的、人道主義的な形の医療を担ったが、テレース・シュローダー・シーカーはその任務を「身体の治療と魂の治癒」だと書いている。

それ以降、現代に至るまで、ほとんどの医師は、治癒は治療よりもはるかに包括的であるという普遍的な事実を無視してしまっている。治癒は、苦しんでいる人々のみならず、それを全力で助ける人々にとっても、道しるべであり目標であるべきである。

治癒と治療の区別は、歴史的で重要な哲学的真実に根ざしているだけではない。それはまた、多くの善意ある臨床医によって押し付けられる、勝ち負けという考え方から患者を解放することができる。私たちは、回復の追求を、必然的に勝者と敗者が生まれるスポーツイベントに変えてはいけない。知らぬ間にレッテルを貼ってしまうと、患者はそれを恥じ、自分を社会的不適応者と感じて、病気を進行させてしまうからだ。

しかし、スティーブン・レヴァインが「生と死を超えた治癒」と呼んでいるようなもっと広い意味の治癒に焦点を合わせると、病気に立ち向かっている人々が、いわゆる「ニューエイジの罪悪感」を負わなくて済むようになるだろう。実際、広い意味での治癒を理解するために最もわかりやすいのは、自らの死に直面したまさにそのとき、それまで知らなかったいのちの意味や喜びを知った患者の話である。

そうした患者の1人がシーラである。彼女は、アランと結婚して数年たったとき、アランの親しい友人のカールと恋に落ち、不倫関係を始めた。アランは、2人の関係を知った後も、結婚生活を修復できるのではないかという希望にすがりついた。アランとシーラはその後3年間一緒に暮らしたが、ついにはシーラが家を出た。これ以上、「二重生活」の苦痛に耐えられなかったからだ。シーラは離婚が成立してまもなくカールと結婚した。

その2年後、彼女は1本の電話を受け取った。アランが銃で自殺したことを知らせる電話だった。彼女は身が砕けるような衝撃を受けた。まるで自分自身が引き金を引いたかのような感じがした。彼女は罪悪感と苦悩にさいなまれて心理療法士に通い始めたが、どれだけ話をしても、動かしようのない事実を変えることはできなかった。前夫の死の責任はすべて彼女にあるという事実を。カールもまた、ひどく心を取り乱していた。彼らが共有した悲しみは、深く痛切な秘密になり、アランが眠る墓地を何度訪ねても、アランの墓にどれだけの花束を供えても、逃れることはできなかった。

シーラが、最も治療が難しい悪性腫瘍である膵臓《すいぞう》がんになったとき、むしろ救われた気分だったのではないかと思う。彼女にとって、診断結果は、一種の刑罰のように思えたはずだ。自分はアランを殺したのだ。今度は自分が死ぬ番だった。彼女は私のサポートグループへの参加をにべもなく断り、誘導イメージ・瞑想エクササイズをやってみることにしぶしぶ同意したときも、ただ私に気を使ったためだけのように見えた。しかし、シンギングボウルの音が診察室に響き渡ったときの彼女の反応は驚くほど意外であった。私がライフソングの見つけ方を説明し彼女を瞑想に導いていたとき、彼女は恥も外聞もなく泣き出したのだ。

診察時間の終わりに、彼女は私に何度も礼を言った。今までよりもずっと気分が明るくなり、長い間背負っていた重荷が軽くなったと言った。初めのうちは、彼女が生き続けるという希望を持つことは難しかった。診断から1年以上生きる膵臓がん患者はほんのわずかしかいない。5年生存率は2~5パーセントである。しかし、私たちは、彼女が術後放射線治療と化学療法を受けている間、数カ月間エクササイズを続けた。

私はシーラに「基本的サウンド・イメージ瞑想」（次ページ参照）が役に立つのではないかと勧めた。それは、音、呼吸、イメージを組み合わせて、健康を促進する技法である。このエクササイズの前提は、私たちは人生で最も強く願っていることを実現する能力を伸ばせるということだ。意識的に病気になりたいと思ったり、他人が病気になればいいと思ったりする人はいないが、私たちの無意識的な思考には、病気や健康、無限の喜びや不幸の繰り返しなど、人生のさまざまな状況を生み出す驚異的な力があると、私は信じている。また、無限の愛、健康、調和、幸福、そして豊かさを経験することは人間の生まれもった権利であり、私たちはそれらを人生において実現する能力を伸ばすことができるのである。

基本的サウンド・イメージ瞑想

健康と幸福を実現する最も強力な方法の1つは、自分の生命力やエッセンスのイメージを思い浮かべ、音と呼吸でそのイメージを活性化させることです。

まず初めに、目を閉じて、自分のエッセンスを表すイメージを心の中に作り出してみましょう。純粋な生命エネルギーの柱、勢いよく流れ落ちる滝、明るく白い光、あるいはその他の、直感的に自分にとって意味があると感じられる、エッセンスの強力な視覚表現を思い浮かべます。

それができたら、治癒を必要としている身体の部位にそのイメージを注ぎ込み、変化や再生を促進する力を与えます。

次に、呼吸や音と組み合わせることによって、このイメージに生命を吹き込みます。

呼吸は、生命の本質的な要素なので、非常に大きな力を持っています。「知覚できる」呼吸は、空気が鼻や口を通り抜けるときに感じるものです。息を吸い込んだり吐き出したりする呼吸の循環力は、私たちのエッセンスから発生する生命のエネルギーです。そして、音は、聞き取れる呼吸そのものであり、私たちの無限の生命エネルギーを表現する方法です。

私が知っているあらゆる宗教的修練、キリスト教のグレゴリオ聖歌、ユダヤ教の神秘主義的なカバラの伝統、サンスクリット、アメリカ先住民、イスラムのスーフィーの修行などにおいて、最も基本的な音は、HU（フー）です。それは私たちを自分の中心と結び付ける基本的な治癒の音です。このエクササイズによって、その音を呼び起こすと同時に、息の背後にある力を感じ取ります。

1．1分間、鼻から息を吸ったり吐いたりします。息を吐くときにはHU（フー）の音を思い浮かべます。

2．次に口から息を吸ったり吐いたりします。息を吐くときにHU（フー）の音をチャントします。1分間続けてください。

3．口から息を吸って、鼻から息を吐きます。息を吐くときにはHU（フー）を思い浮かべます。1分間続けてください。

4．鼻から息を吸って、口から息を吐きます。1分間、息を吐くたびに「エヒ（フー）」をチャントします。

目を開いて、ふだんの状態に戻り、音と息の力を吹き込まれた、そのイメージの記憶を頭の中にとどめます。

日々の暮らしの中でも、その記憶を常に持ち続け、平穏で、喜びと幸せに満ちた時間を人生にもたらす力を持って生まれたことを忘れないようにします。

シーラは、特に「基本的サウンド・イメージ瞑想」によく反応し、彼女の認識は例外的と言っていいほど著しく変わった。彼女は、心理療法を通じて、自分はアランの死に責任がないと頭で理解するところまでは来ていた。しかし、心ではまだ罪の意識にとらわれていたので、彼女の治癒は、自ら課した罪悪感の鎖を意識しないようにできるかどうかにかかっていた。

やがてシーラは、自分が裏切ったのは前夫ではなく、むしろ自分自身だったということを、頭だけでなく心でも理解した。その認識によって、彼女は、自分が何者であるかを、自分のエッセンスという視点から見られるようになり、その結果、アランを欺いたという罪悪感を棄てて、先へ進むことができた。シーラは、がんの診断後4年半生きたが、1年以上生きる膵臓がん患者がほとんどいないことを考えると、驚異的な長さであった。

彼女は、人生の最後の数年間を、癒され、自分自身と和解して生きた。夫のカールは、シーラの癒やしを共有し、彼女が死へ向かう過程において、彼もまた和解の境地に達していた。

また、心と魂の治癒が肉体的な治療と同時に起こった患者のケースもある。

ギリシャ人の移民労働者の息子ニックは、親族の中で初めて大学を卒業した。卒業後は医学の学位を取り、精神医学を専門にしていた。私がニックと会ったのは彼が大腸炎の診断を受けたときで、私はすぐに彼に好感を抱いた。治療の選択肢について話し合った後で、私は彼がなぜ医者になることにしたのかを尋ねた。

「子供のときにもう少しで目が見えなくなりかけたんですが、どの医者もその理由を考えてはくれませんでした」と、彼は言った。「結局、視力を守るために、角膜移植を受けなければいけませんでした。その経験で医学に興味を持って、自分の命に何が起こっているのかわからない人たちを助けたいと思ったんです」

私はニックが失明しかけたということが気にかかった。彼が子供時代の話を続けるにつれて、どんな心理的ストレスやトラウマが視力の低下に関係していたのか聞いてみようと思った。

彼の父親は、怒りっぽく、横暴な人間だったと彼は語った。父親はしょっちゅうニックに手を上げて、殴るぞと脅したという。ニックは、隣の子供たちから聞いた口汚い言葉を、意味もわからず使ってみたときに起きたことを話してくれた。彼の母親は、彼の手をつかんで、ストーブの上にぐいっとかざした。火の熱さを感じた。「今度そんな言葉を使ったら」と、母親は警告した。「お前の手を火の中に突っ込んでやるからね」

父親が仕事から帰ってくると、母親はニックのしたことを告げた。父親は拳を上げてニックの顔を殴りつけるしぐさをした。それは、今度また汚い言葉を使ったらただじゃすまないという警告でもあった。「父の拳はとてつもなく大きいんです」とニックは言った。彼の声は尻すぼみに小さくなった。長い時間がたっているのに、父親の姿はまだ彼を怯えさせる力を持っているかのようだった。「父はそういう男でした。いつも腕力にものをいわせて、私がやりたくないことを無理強いしました」

比喩的に言うと、彼の目が見えなくなったのは、両親に関する真実を見たくないという欲求の自然な結果だったのではないかということを、私はニックと一緒に探った。彼は、両親の残酷さをそのまま受け止めることを拒んで何年も生きてきた。そして、その歳月は、両親の影響を受けないように切り離しておかなければならなかった、非常に美しく哀れみ深い自分のエッセンスを否定してきた時間でもあった。

彼は、初期の視覚喪失を移植によって治療し、精神科の訓練を受ける間に父親に関する真実を受け入れ始めたが、父親との関係における非常に苦しく複雑な感情を完全には統合できていなかった。私とニックは、大腸炎は、彼がまだ腹の奥底に持っている恐れと怒りの身体化だったと考えるようになった（感情伝達物質とも言える神経ペプチドのレセプターが密集している胃腸系は、感情の状態に影響を受けやすく、ストレス関連疾患に対する感受性が高いことで知られている）。

私の多くの患者と同様、ニックに行ったサウンド瞑想と誘導イメージは、彼が、最終的に心の葛藤に打ち勝ち、それを超越して自分のエッセンスを回復するために彼専用に作ったアプローチである。彼は、子供時代の苦痛が実際に失明するほどまでに身体化したと認識したことで、身体における心の力に気付いた。その結果、同じような、感情の身体症状への「転化」が、彼の大腸炎の原因となっていることが理解できた。

「基本的サウンド・イメージ瞑想」を含むエクササイズの力を借りて、ニックは、ついに、悲しみと怒りを捨て去ることができ、大腸炎は次第に消えていった。

ニックのケースは特別なものではない。私の患者の多くは、音、音楽、イメージを使ったサイコスピリチュアルなエクササイズによって、医学的治癒を伴う癒やしを達成している。

医学的治癒は、当然の結果として達成されるわけではないが、個人のアイデンティティーとスピリチュアルなエッセンスが交差する場所を自ら進んで探索しようとする患者は、身体がそれに反応して良くなっていくことがわかるだろう。

現在、「心・身体・魂（スピリット）」の統合を目指す医学においては、音と音楽を使った技法は、治療法のレパートリーに入っている。なぜなら、音や音楽は、健康な精神と健康な肉体を最も高度に実現しているエッセンスの核心へと、私たちをレーザー光線のように導いてくれるからである。

第6章

サウンド・フィーリング——深いリラクセーションから宇宙と一体化する

想像できると思うが、がんを告知され、一連の化学療法や放射線治療、そして手術を受けなければならないと告げられた人は、恐怖、自己憐憫、極度の不安、怒りなど、さまざまな激しい感情に襲われる。瞑想の訓練をしていなければ、静かに座って呼吸を意識したり、マントラに集中したりするのは極めて難しいだろう。

がんを含め、命に関わる病気を告知されることがどんなにつらいことか、考えてみてほしい。病気の告知は、未来に対する不安や悲しみ、恐れなど、誰もが通常の人生のターニングポイントで経験するであろう心の状態を、何倍にも拡大したものであるはずだ。

私の経験では、サウンドヒーリング技法は、通常、大きな動揺や不安を感じている人々を落ち着かせる効果がある。ボウルやその他の楽器の音、トーニングなどは、医学的技法と共に使うと、心をしずめ、感情の動揺を鎮静し、心身にリラックス状態をもたらし、重圧から解放してくれる。最初は一時的な解放であるが、やがて、自己を抑圧している重苦しい束縛から持続的に解放されてゆくのである。

音は、心と感情、スピリチュアルな気づきや経験、および肉体に影響を与える。その3つは密接に絡み合っているが、解きほぐせば、それぞれのレベルでの音の影響を明らかにすることが可能である。この章では、感情に対する音の影響を取り上げる。

心が動揺している人にとって、ボウルの音、声のトーニング、歌、ある種類の音楽は、深いリラクセーション状態を引き起こす可能性が高い。ストレスの大きい出来事やトラウマで感情が凍りついてしまった人にとっては、それらの音によって心の奥底にあるつらい感情を取り除くこともできる。また、消えない悲しみや、かろうじて抑えている怒りにとらわれている人にとっても、音は、長期間の苦しみを癒して心の静穏をもたらすかもしれない。

マギーにとって、ボウルを中心とした瞑想の習慣は、がんの再発の恐怖に対処する手段になった。マギーは、死に至る可能性がある悪性腫瘍の眼内黒色腫を発病したが、私の同僚の医師によって治療に成功し、その後、がん専門医として私を紹介されたのだった。私は一連の検査を行ったが、結果が完全寛解を示していたので、6カ月以内に次の検査を受けに来るよう告げた。ところが、彼女はそれよりもはるかに早く診察室を訪れた。両足が、歩けないほど痛むと言うのだ。私が2回目の検査を行うと、非常に悪い結果が出た。転移がんが脊柱に発生して、肝臓まで広がっていた。

がんが再発したことを伝えると、彼女は呆然とした。苦しみ、怯え、不安にさいなまれ、安心を与えてくれるものを強く求めた。彼女の恐怖はよく理解できた。しかし、がん統計学の一般的な解釈には反するが、私は、適切な治療を行い、彼女の気持ちが前向きならば、さまざまなレベルの治癒を始められると思った。そこで、次の化学療法の概要を説明するよりも先に、あなたならきっと、安らぎと確信をもって日々を生きる方法が身につけられますと言った。「私たちは亡くなった人についての話ばかり聞きますが、もっと生きている人の話を聞かないと」（後で聞いたところでは、彼女は、最も苦しく絶望的な時期に、私がこの一言に込めた希望にすがりついていたそうだ）。しかし、回復のためには、静穏、全体性、そして自分のエッセンスとの深いつながりへ続く道を見つけなければならなかった。

マギーは、自分の生活は「ストレスだらけ」と言っていたが、それも無理はなかった。3人の子供を持つこの母親は、保険の外交員としてパートタイムで働くだけではなく、MBA（経営学修士号）を取るために大学院へも通っていた。彼女には、多忙なスケジュールの中で、リラックスし、自分をいたわる時間がなんとしても必要だった。

私が、毎日数分ずつ、瞑想か誘導ビジュアライゼーションをしてはどうかと勧めると、彼女は、そんなことをする時間の余裕はありませんと言うように首を振った。しかし、化学療法の効果は瞑想によって増大するという私の話に説得力があったのか、マギーは、私がクリスタルボウルを奏でながら彼女に誘導イメージ療法を行うことに、ついに同意した。

マギーは、わずか1回のセッションで、私が勧めたことの意義を理解した。その体験があまりにも心地よかったので、彼女は、私が録音したリラクセーションテープを毎日聴くことに決めた。彼女は私のサポートグループに出席し始め、まもなく夫も参加するようになった。2クール目の化学療法が終わると、彼女は自分自身へのプレゼントとしてクリスタルボウルを買い、グループミーティングで私が奏でたときに聴いた驚異の音を自宅で再現できるようになった。

脊柱と肝臓の転移黒色腫は、普通に考えれば、化学療法を行っても末期に至るという予後だが、3年半後、マギーは寛解を維持している。彼女はフルタイムで働き、バイタリティーを自慢し、自分を、最近の彼女の言葉で言うと「2度目の人生のチャンス」を与えられたサバイバーだと考えている。

もちろん、彼女の回復には化学療法の貢献が大きいが、緊張やプレッシャーの処理の仕方を変えた、ボウルを中心とする瞑想も大きな効果があったとマギーは考えている。「すっかりはまってしまいました」と、彼女は私に言った。「ボウルの音が心と魂に入ってきて、身体中がエネルギーで満たされるんです。私はがんが消えるところをイメージしました。それに、イメージを使って、身体からストレスを取り、安らぎと調和を見つけ、自分を愛する方法を見つけられました。自分が浄化されたような感じです」

音はこうしてリラクセーション反応を引き起こす

音は、どのように、そしてなぜ、心の健康とリラクセーションに貢献するのだろうか？　研究と臨床での観察で、音による介入は「リラクセーション反応」を引き起こすことが示されている。リラクセーション反応とは、心臓専門医の医学博士ハーバート・ベンソンが作った言葉で、闘争・逃走ストレス反応を打ち消す生来の能力を指す。

強いストレスや慢性的なストレスにさらされたとき、私たちの交感神経系は活発に活動を始め、身体にさまざまな影響を与えるアドレナリンやコルチコステロイドなどのストレスホルモンが副腎から分泌される。

行動に備えて筋肉が収縮し、血圧が上昇し、呼吸と心拍が速くなる。ハーバード大学医学部の行動医学科長であり心身医学研究所長でもあるベンソンは、1960年代の後半に、超越瞑想法を実践している人たちの生理学的反応を計測するという先駆的な研究をハーバードで行った。

結果は驚くべきものだった。彼自身の言葉を引用すると、「いくつかの主要な生理学的システムが、ただ静かに座って意識を集中させるという行動に反応した。代謝が低下し、心拍が遅くなり、呼吸数が減少し、そして特有の脳波が現れた」

言い換えると、瞑想を行うことによって、生理学的に闘争・逃走状態の逆であるリラックスした状態が達成できるということだ。気分が落ち着き、筋肉が弛緩し、呼吸と心拍が遅くなり、血圧が低下し、リラックスしたときに特徴的なパターンを脳波が示すのである。

さらにベンソンは、瞑想が、リラクセーション反応を引き出すためのいくつかの技法の1つに過ぎないことを発見した（彼はまた、リラクセーション反応が有益な身体的変化を引き起こすだけではなく、重い病気の症状を緩和し、治癒を促進することを示している）。実際、意識の集中と深い呼吸を採り入れたものであれば、ヨーガ、マインドフルネス［注：解釈や判断をせずに現在の瞬間の経験に意識を集中させる技法］、視覚イメージ法、気功、漸進的筋弛緩法、反復的祈りなど、どんな方法でも、同じ生理学的変化を起こすことができる。

音もこのリストに加えなければいけない。年を追って増えていく証拠と臨床事例が示すところでは、音による介入は、単独、あるいは瞑想との相乗効果によって、明らかに、心身ともに深いリラクセーションの状態をもたらすことが証明されている。音楽や外部の音（チベットのシンギングボウルやクリスタルボウルが生み出す音など）と自分の声、そして視覚イメージと組み合わせると、ベンソン博士が初めて考察したように、リラクセーションの効果が飛躍的に拡大する。

音とイメージにストレスを緩和する力があることは、第5章で紹介したマーク・ライダーの研究によって証明されている。

強いストレスを受けている交替勤務の看護師12人を対象にした研究では、闘争・逃走ストレス反応が出るときに副腎から分泌されるコルチコステロイドの量を尿検査によって計測した。また、体温を測定することで、心身のホメオスタシスの1つの指標である24時間（昼と夜）のリズムを、被験者の身体がどの程度正しく保持しているかを評価した。看護師が心の和む音楽のテープを聴き、リラクセーションと誘導イメージを実行した場合、昼夜のリズムは適切にバランスが取れ、尿中のストレスホルモンの量は低下した。一方、看護師がテープを聴かなかった日は、昼夜のリズムは崩れ、ストレスホルモンのレベルは顕著に上昇した。

ある先進的な日本人研究者のグループは、外科手術を受ける患者を対象に、麻酔をかける直前に音楽を聴かせたときの効果を測定した。音楽を聴かなかった対照群と比べ、音楽を聴いたグループは、脳波の中に、リラクセーション状態を示すアルファ波が有意に高く、血漿《けっしょう》中濃度においては、ストレスホルモンである、コルチゾール、ACTH、エンドルフィンの著しい減少が見られた。

一方、音楽を聴かなかった対照群の患者では、ストレスホルモン濃度が上昇し、これにより免疫力の低下がみられた。ストレスは術後の回復を阻害し、音楽などのリラクセーション法は、回復を促進する可能性があるという見解を、この研究は生化学的に説明している。

脳波計を使った少なくとも9件の研究で、さまざまなタイプの音や音楽が脳波を遅くすることが示されている。特に顕著なのは、心理的、肉体的なリラクセーションと関連するアルファ波の活動の増加である（脳波計はEEGとも呼ばれ、脳の電気的活動のパターンを測定する装置である）。そのため、音楽家が、普通の人よりもアルファ波が活発に動いていることは驚くに当たらない。また、明らかに重要なのは、音や音楽の選択である。被験者がその音楽を「楽しんだ」と報告した場合に限りアルファ波が増加するということが、いくつかの研究で示されている。

マーク・ライダーが指摘しているように、ある音楽や音が「鎮静的」であるか「刺激的」であるかは、音楽そのものよりも、聴く人とその音楽との関係によるところが大きいのだ。

これらの知見は、自分の心にひびくような音、サウンド瞑想、音楽、イメージを選ぶべきだという私の見解を裏付ける。私は、クリスタルボウルの音が普遍的な有効性を持ち、誰にでも心身のリラクセーション効果を与えると考えているが、中には、鐘、銅鑼、太鼓、ティンシャなど、他の楽器にもっと肯定的に反応する人もいるし、トーニング、チャント、歌など、自分の声だけから最大の効果を得る人もいる。

さらに、クラシック、ニューエイジ、ジャズ、ロックなど、どんなジャンルであれ、感情を落ち着かせたり高揚させたりする音楽の効果に最も強く反応する人もいるだろう。私たちは、1人1人、生来完璧なバイオフィードバックモニターを持っていて、それが、心臓血管系、免疫系、神経系に、そしてもちろん、自分の心、魂にとって、最も有益な影響を与える音は何か、を教えてくれると私は考えている。

サウンドヒーリングと誘導瞑想

音は、心の癒やしにとって比類なく強力な手段である。心理状態との同調化、エネルギーの調整(多くの理論家によると、感情は生化学的エネルギーの現れである)など、多様なレベルで効果を表す。特に音楽の場合は、さまざまな種類の音楽がいろいろな感情を呼び起こし、自分の心と共鳴するのである。音が心理状態に与える影響の大きさや、苦しんでいる人にもたらす心の癒やしの効果を考えて、私は、患者と家族のために月2回ミーティングを開くサポートグループを組織することに決め、現在も続けている。それは、自発的な、気持ちや考えの共有と交流、瞑想、誘導イメージ、主にクリスタルボウルを使ったサウンドヒーリングを組み合わせたものだ。

セッションの構成は、私が患者を個人的に診察するときとほとんど同じである。

初めに、私が誘導して、患者の生活の中で起きていることについて話をしてもらう。病気に関連することでもいいし、患者が話し合いたい他のテーマでも構わない。

出席者の中に共通の感情が生まれることが多いことに、私はいつも感心している。ある晩は、許しというテーマに、また別の晩は、怒りや悲しみ、あるいは苦悩といった感情で参加者が1つになることもある。発言したい人が話し終わると、その日醸し出された感情に沿って、私が数分間コメントする。

次はボウルを使った瞑想に進む。1回につき1人、興味がある人に、床に敷いた毛布の上に横になってもらい、その周りにチベットのシンギングボウルやクリスタルボウルを配置する。そして、第4章に書いたように、私がボウルを奏でて、横になった人を数分間、音の振動に浸す。

このときよく困ったことが起きる。いったん「音浴」で癒された人が、リラックスしすぎて思考がぼんやりし、席に戻ってグループディスカッションに加わろうという気分になかなかならないのだ。

そして、誘導瞑想へと進む。ここでは、私がクリスタルボウルを奏でながら、グループをリードしてbija（ビジャ）マントラか、他の1音節の言葉の組み合わせをチャントする。

まず、参加者に、椅子に楽に座ってもらい、手は組まずに膝に置き、目を閉じてもらう。数秒の静寂を置いてクリスタルボウルを奏で始め、瞑想を始める前に音が十分に強くなるようにする。

次に、音を使った誘導瞑想の例が掲載してあるので、自分が瞑想する際に利用してほしい。この例では、特に許しというテーマに焦点を合わせている。

私が提案している瞑想法は、私が患者に、現代医療と合わせて使っているものであり、決して医学的治療に代わるものではない。私がこれまでに学んだことは、身体の自己治癒プロセスの扉を開くことにより、従来の医学的治療法の効果の増大が合理的に期待できるということであり、2つの方法の間には相乗作用があるということである。

また、健康な人が音を基本にした誘導イメージと瞑想を定期的に実行すれば、愛する者の病気によって引き起こされる苦悩や不安に対処するのにも役立つということを、私は患者の家族から学んだ。

許しの瞑想のための音と誘導イメージ

◎鼻から息を吸い、口からゆっくりと静かに息を吐いて、数回、深い呼吸をします。息を吐くたびに、「HAM（ハム）」（Mom の韻）という言葉をゆっくりとチャントします。お腹の上部に澄んだ山の湖があって、息の1つ1つはそこへ流れ落ちる滝だと想像しましょう。湖はどんどん深くなり、へそのすぐ下まで広がっている光景を心に描いてください。

◎鼻から息を吸い、口から息を吐く呼吸を続けます。今度は、息をゆっくりと吐きながらボウルの音に耳を傾け、「LAM（ラム）」という言葉をチャントします。

◎呼吸をしながら、次のような肯定的な言葉をイメージします。無限の愛、無限の平穏、無限の調和、無限の優しさ、無限の思いやり、無限の勇気。鼻から息を吸うときに、これらの肯定的な言葉が持つエネルギーについて考え、息を吐くときには「LAM（ラム）」をチャントします。

◎息を吐きながら、自然に任せて声を出します。押し出してはいけません。喉の奥からただ流れ出るようにします。自然に息を吐く状態と同じです。

◎次のような無限の肯定的な言葉をイメージしながら呼吸します。無限のエネルギー、無限の知恵、無限の崇高さ、無限の命、無限の健康。

◎鼻から深く息を吸い、吐くときに「RAM（ラム）」という音をチャントします。今度は、意識を心臓の周辺に移動させ、白い光を放つ水晶の玉をイメージします。この白い光の源は、時間の感覚がなく、永遠で、無限であると想像し、心のずっと深いレベルで、それが自分の真実の姿だと感じ取ります。他のすべての姿は、ただ現れては消えていくだけだということを知りましょう。心の中に見出されるエッセンスだけが、自分の真実の姿なのです。

◎あなたが、世界や、ある人、ある状況から自分を守るために、心の周りに鎖や壁をめぐらしていないか確認してください。過去のある時点で、その存在から自分を守らなければならなかった特定の人や状況を思い浮かべ、その時心がどう感じていたかを思い出します。そして、自分の心が閉ざされてしまっていた時の感覚を思い出してください。

◎次に、長くゆっくりした息を吐きながら「YAM（ヤム）」の音をチャントし、その音が波のように心を包み込み、自分を守るために築いたすべての制限や壁を溶かすのを感じます。その存在から自分を守らなければならなかった人や状況について考えます。このとき、その人の外見や状況の表面を見るのではなく、その人や状況の奥深くに入り込んで核心を探ります。自分を苦しめる状況を作り出した制限は何だったのかを考えましょう。

◎その閉ざされた心をあなたの心が包み込むように感じると、心は溶け合って1つになります。深く息を吸って「OM（オーム）」の音をチャントします。その音が、制限を作っている壁や鎖を、取り除いていきます。

◎自分に壁を作らせた人や状況に、慈悲のエネルギー、理解するエネルギーを送ります。すなわち、あらゆる存在は苦しみから逃れたいと願っている、という気持ちを理解したときに心からわきでる慈悲の感情です。そして深く息を吸って、吐くときに、再び「OM（オーム）」という言葉をチャントしましょう。

◎相手に送っていたエネルギーを自分の心に戻し、呼吸を意識します。1つ1つの呼吸、一瞬一瞬を、貴重でかけがえのないものにすると心に誓いましょう。それを実現する唯一の方法は、自分が完全に調和した状態にある瞬間を覚えておくことであり、完全な調和は、自分のエッセンスを知ることによってもたらされます。

患者の夫や妻、兄弟や姉妹、あるいは親から、自分も瞑想をやっているという話を聞く機会がますます増えてきた。もともとは、健康と生きる喜びを維持する方法として私が患者に紹介したものだ。今度は、その人たちが、いろいろな問題に対処するのに役立つと言って友人に瞑想の方法を教え始めた。交通渋滞のストレスから来る頭痛を治すとか、離婚をめぐる激しい争いの中で心のバランスを取るとか、仕事と3人の小さい子供の世話をうまくやりくりするのに平静を保つとか、きっかけは実にさまざまだ。

ある大きなメーカーのCOO（最高執行責任者）の男性は、倒産による会社更生のさなかに、自分のクリスタルボウルを買って、毎日、瞑想に使っていると言った。「すぐかっとなったり」、「片付けなきゃいけない馬鹿げた仕事に、毎日押しつぶされそうになる」ことから逃れるためなら、何でもやってみたかったと、彼は話した。

話を聞いた別の男性は、ブロードウェイで初めて大役を演じることになった若い俳優で、毎回の公演が終わるとあまりにも疲れ切ってしまい、夜も眠れなかったそうだ。親友だった私の患者に勧められてボウルを使った瞑想をやってみたところ、すぐに調子が良くなったので、彼は自分のボウルを注文した。少なくとも1週間に4日はボウルを使って瞑想するようになったら、不眠症は解消し、身体も丈夫になったように感じるという。その俳優は、サウンド瞑想を行ったおかげで、長期間のストレスや不眠を典型的な原因とする病気を避けられた可能性が高い。私は、サウンド瞑想は、治療と同様に、予防にも有効であると確信している。

ある若い女性は、私の患者だった兄に強く勧められたというだけの理由で、サポートグループのミーティングに参加した。最近になって語ったところによると、兄はミーティングに夢中になっていたが、彼女はほとんど気乗りがしなかったそうだ。がんでない彼女には、1日の仕事がようやく終わった後で、「特に何もせずに、誰かがクリスタルボウルを演奏しているのを聴くだけ」のために45分近くかけてやって来る意味が見出せなかった。

しかし、実際に経験してみると、ミーティングは彼女が想像していたものとは全く違っていた。「がん患者の一団と2時間を過ごした後、沈んだ気分で足取りも重く出て行くはずだったのに、跳びはねるように会場を出て、家まで歩いて帰ったんです、5キロもあるのに。部屋に満ちていた勇気や力強さにすっかり励まされて、生まれ変わったような感じでした。私は海に行くのが好きなんですが、あのボウルの音を聴くと、透明で穏やかな海の中にいるような感じがしました」

音楽が一瞬で気分を変えてしまうことを考えると、このような反応は容易に理解できる。赤ん坊のころ、母親の優しい子守歌を聴くと、安心してすやすやと眠ることができた。研究が示すところでは、子宮にいるときでさえ、私たちは母親の心臓の鼓動を知覚し、それに反応する。『胎児は見ている――最新医学が証した神秘の胎内生活』（小林登訳、祥伝社、1997年）の著者であるトマス・バーニー博士が紹介している研究は、胎児がクラシック音楽と他の形式の音楽を明らかに識別できることを示している。モーツァルトやヴィヴァルディは胎児の心拍数を安定させ、母親のお腹を蹴る回数が減るが、ロック音楽は「ほとんどの胎児の落ち着きをなくし」、「母親のお腹を激しく蹴るようになる」という。

音や音楽に対する私たちの生まれつきの反応は、幼少期から成人期まで持続する。私たちの多くは思い出の歌を持っており、それを聴けばいつでも、初めて恋に落ちたとき、星空の下で踊ったとき、大学を卒業したとき、最初に車を買ったとき、その他新しい人生の局面に向けて踏み出したときの気持ちが甦り、一瞬、再現されたりする。ラジオから切ないバラードが流れてくると、そのメロディーが、悼まれたことのない無意識の喪失の記憶に触れ、突然、心が動かされて涙が流れる。反対に、明るく、はつらつとした音楽は、長く続いた絶望的な気分から私たちを引き上げてくれる。

一方で、音や音楽には精神安定剤以上の効果がある。それらを治療に使うと、過去や、現在も続くトラウマと関連する抑圧された感情に気付かせ、解決するのに役立つ。感情の表現と解決のための音の介入は、強力な手法であり、私の見解では、心の健康への実質的なショートカットになり得る。わかりやすく言うと、ボウル、その他の楽器、または声を瞑想と共に使用すれば、標準的な心理療法やカウンセリングよりも、はるかに早く、心の重荷を取り除くことが可能になる。しかし、このプロセスは、変化のための大きな努力を回避するという意味ではない。

卵巣がんのバーバラの事例

バーバラのケースを見てみよう。私が彼女に会ったのは、彼女が、多くのリンパ節に広がった卵巣がんだと診断された直後だった。がん治療のホリスティックアプローチを追求しているという理由で、彼女は私の診察を受けに来た。バーバラにはがんの家族歴がなかったし、食事にも非常に気を使っていた。しかし、彼女は深い悲しみに苦しんでいて、それはがんとは全く関係ないように私には感じられた。家族について聞くと、彼女の目はたちまち涙であふれた。

「私の息子は、重度の脳性麻痺を持って生まれてきました。今、5歳で、お医者さんが予測してた状態よりは良いのですが、あの子が決して100パーセント健康になれないということは、私にとって死ぬほどつらいことです」

バーバラは、担当のがん専門医と外科医に、自分が常に苦しみを抱えていることは卵巣がんの発病に影響があったのだろうかと質問した。医師は2人ともノーと答えた。全く関係ありませんと。彼女は私にどう思うかと尋ねた。「当然、関係があります」と私は答えた。

私は彼女に、PNI（精神神経免疫学）の分野では、苦悩や抑うつが免疫機能の低下や不均衡と関連があることについて多数の研究があり、免疫システムの不全が、がん細胞の成長を促す要因になり得ると話した。多くの医師が心とがんの関係について語ることに抵抗を持っているのは、患者が、病気は自分の責任だという結論を引き出すのを恐れているからである。私は全く逆の考えを持っている。自分の人生と病気について、そしてその2つの関わりについての洞察を深めることは、成長と治癒のチャンスであって、自己非難につながるものではない。

バーバラにとって核心的な問題は、息子は脳性麻痺などになるはずではなかったと思い込んでいる無意識の苦悩だった。彼女は苦しみを第2の皮膚のようにぴったりと身に付けていたが、それはすべて息子に関することだった。彼女は、運命が彼にひどく不当な仕打ちをしたと信じていた。「どうしてこんなことがあの子に起きなきゃいけないんですか？」と彼女は聞いたが、その憤りはこの世の中全体に向けられていたのと同じくらい私にも向けられていた。私は彼女にとって意味のある答えを出すことはできなかったので、答える代わりに、ご主人との関係や結婚生活についてはどう思っているのかを聞いた。

「夫はたぶん、私を『そこにいない』かのように思っているでしょうね」と、彼女は言った。「息子の世話に掛かりっきりなので、夫とは距離を置いています」。私がもう少し突っ込んで聞くと、彼女は友達のことも避けていると認めた。そして、与えるより多くのものを相手に求める傾向があることを認めた。それまで彼女が目を向けていなかったことだった。

バーバラは、なぜ自分が人々を遠ざけるのか、どんな感情を隠そうとしているのか、わかっていないようだった。

私が、その隠された感情を音やイメージに変えてみませんかと聞くと、彼女はこくりとうなずいた。第1段階は、抱えている苦悩を表現することだ。彼女は、自分の心を取り囲む灰色の壁が見えると答えた。私がそのイメージに音を与えるように言うと、しばらく考えた後で、心に浮かんだのは怒りの叫びだと答えた。彼女にとって、四方を壁で囲まれた診察室で怒りの叫び声を上げることは気持ちの良いことではなかったが、怒りのエネルギーをうなり声で表現することができた。

それから、私はクリスタルボウルを奏で、彼女は、ボウルの音を自分の怒りの音と溶かし合わせた。クリスタルボウルが魔法のような鼓舞効果を持つのは、こうした場面である。ボウルは、どんな欲求が浮かんでも、促進をするらしく、結果として、バーバラのケースのように、聞き手の感情が確認できるのだ。バーバラは音波の形で彼女の苦悩を解放することができた。彼女が、そうした感情を完全に意識することのみならず、それを発散しても大丈夫だとわかったので、最も深い感情についてより鋭い洞察を伴って話し合えるようになった。

バーバラは、彼女自身の問題と息子の苦しみについて、神に対して怒っていると言った。また、生まれてきたくはなかったという理由で、両親にも激しい怒りを感じていた（同じような発言はがん患者からよく聞かれる）。彼女が人々を遠ざけたのは、心の奥底で、自分は生きるに値しない、世界の何の役にも立たないと感じていたからだった。バーバラは、苦悩や怒りを解放することでこうした気づきを得たが、彼女が真の変容をとげるには、まだ困難なワークが待ちうけていた。

彼女にとってもはや「怒り」は恐ろしいものではなくなったので、私は、音を通じて、怒りを変容させるのを援助することができた。私は彼女に、これから詳しく述べる「エッセンス・サウンド瞑想」と、「エネルギー再創造」（次章を参照）を教えた。どちらの方法でも、音のマントラと瞑想を組み合わせて、心の平穏とエッセンスの気付きを成し遂げる。彼女は自分自身のライフソングを作った。彼女は、心の中に密かに持ち続けてきた人生の苦悩、特に、息子の病気に関する苦しみを、ライフソングに置き換えることができるようになった。

バーバラは「はがされる」プロセスを経験しつつあった。タマネギの皮をむいていくように、感情と洞察の層を一枚一枚深く掘り下げていくプロセスである。これは、おとぎ話のようなエンディングが待っている魔法の旅や金貨の入った袋を探す旅でもない。むしろ、自己発見のためのゆっくりとした旅であり、心をかき乱すと同時にワクワクするようなことが起こるプロセスなのである。

バーバラと私は、マンツーマンで、またグループでもエクササイズを続けた。彼女は私のアドバイスで心理療法をとり入れ、やがて怒りの固まりは消えていった。骨髄移植も成功した。術後のさまざまなストレスや苦痛にも耐え、迷うことはなかった。彼女は、自分の苦悩と自己防衛が、どれだけ人間関係をせばめていたかを、細胞レベルから学んだからだ。夫は、彼女が以前よりはるかにオープンになったと話し、彼女も、結婚生活が以前より良く思えるようになり、息子の病気という事実もずっと穏やかに受け止められるようになったと言っている。数週間前のグループセッションの後、彼女が部屋を出て行く姿を目にしたが、弾む心で空中を舞っているかのように軽やかに見えた。

バーバラのケースは、否定的な感情に「音を与える」ことで、どのように変化と超越のプロセスが始まっていくかをわかりやすく示している。バーバラが感情的なものの見方を見直し、エッセンスを取り戻したプロセスには、私が「エッセンス・サウンド瞑想」と呼ぶ7つのステップが含まれている。それは、怒りや苦しみを声に出すことから始まり、自己のエッセンスを抱擁できるようになるまでのステップであり、否定的な感情を超えて宇宙の生命力という光の中に入っていくための技法なのである。

インドの哲学書『ウパニシャッド』は言う。「ゆえに、心を純粋に保て。人は自分が考えたとおりのものになるからである」。「エッセンス・サウンド瞑想」と「エネルギー再創造」プロセスでは、音を使って心を純粋に保ち、自己のエッセンスから世界を見、それに基づいて生きられるようにする。苦しみに屈伏する前に、それに声を与え、確認し、全霊を傾けて自己のエッセンスを抱擁できるようシフトする。それこそが無限の受容であり、無限の愛であり、無限の治癒力なのだ。

エッセンス・サウンド瞑想

「ライフソング」瞑想では、自分の中で最も共鳴する音を見つけました。一方、否定的な気持ちや強い感情もそれぞれ特有の音を持っていることがわかっています。恐怖の声（AAH：アァー）、悲しみの声（OOH：ウゥー、EEH：エェー）、心配の声（SHHH：シィー、UUHH：ウゥー）などを考えてみてください。

「エッセンス・サウンド瞑想」を始める前に、あなたが最も気持ちをかき乱される否定的な感情の声を明確にしておきます。否定的な感情にどっぷりと浸って、その気持ちを大きな声で発声するか、叫びます。最初に自然に出てきた音が、この感情のエッセンスと結び付いた音です。次の不調和な音から選ぶこともできます。

SHOO（シュー）
AAH（アァー）

OOH（ウゥー）
EEH（エェー）

SHHH（シィー）
UUHH（アァー）
DAA（ダァー）
FOO（フゥー）

瞑想の心構えをし、静かな場所を見つけて楽に座り、目を閉じます。数回、深い呼吸を行います。鼻から息を吸い込んで、お腹の空間から満たし、ずっと上げていって鎖骨までを空気でいっぱいにします。

次に、口からゆっくりと息を吐き、吸ったプロセスを逆にたどります。1回1回の呼吸に集中しましょう。呼吸をコントロールしようとせず、数分間、自分の呼吸を観察します。お腹の上の方すなわち太陽神経叢に、静かで青く澄んだ、山の湖を思い描きます。息がこの湖に流れ込むのを感じ取ります。呼吸をするたびに、次の肯定的な言葉に意識を集中します。

無限の愛、無限の平穏、無限の知恵、無限の調和、無限の治癒、無限の命、無限の光、

無限の成功、無限の可能性、無限の健康、無限の希望、無限のエネルギー、無限の勇気、無限の力。

次に示す「エッセンス・サウンド瞑想」の7つのステップを読んで、よく理解してください。目的は、音を通じて否定的な感情を経験し、それを表現すること、そして、否定的な感情を解放することでそれを超越すること、さらに、音を通じて自分のエッセンスと再びつながることです。

これには、一連の感情的、音声的なシフトが必要ですが、練習すれば自然にできるようになります。7つのステップを容易にこなせると思ったら、目を閉じてください。初めに数分間、呼吸の練習を行い、それから「エッセンス・サウンド瞑想」を開始します。

1．経験する（Experience）：身体の中で、否定的な感情、不快感、苦痛を感じる場所を見つけます。正確な場所を感じ取り、その大きさ、形、色、温度を想像してください。その部分を純粋なエネルギーとして思い描きます。一度に取り上げるのは身体の中の1カ所です。

次に、その否定的な感情を、先ほど思い浮かべた音で表現します。AAH（アァー：恐れ）、OOH（ウゥー：悲しみ）、DAA（ダァー：欲望）などがその例です。これらの音を喉で鳴らし、口を大きく開いて音が大きく出るようにします。5分ぐらい続けたら、次第に、意識を自分のエッセンスへとシフトします。このときエッセンスは、心の目で、頭の上にある白い光としてイメージします。

2．感じる（Sense）：自分のライフソングマントラを使い、それを声に出すことで、自分のエッセンスのハーモニックな音を感じ取ります。マントラの音は176〜178ページのリストから選んでください。LAM MA SAM（ラムマーサム）、HOME LEE SUME（ホームリーシュューム）などが例です。

3．委ねる（Surrender）：否定的な気持ちや苦痛の音のエネルギーが、自分のエッセンスの光に向かって放出される様子を思い描くことによって、それらをエッセンスに対して解放します。それから、否定的な感情の音に意識を戻し、その末尾に子音「M」を付け加えた声を出します。これは問題が解決したことを表す音です。AAHM（アーム）、RAAHM（ラーム）、HEEM（ヒーム）といった音になります。

4．能力を高める（Empower）：痛みや苦しみがある場所に、息を吸うたびに暖かい癒やしの光が送られることをイメージし、それにより自分のエッセンスが問題を調和的に解決する力を強化します。息を深く吸い込み、ゆっくり吐きながら、ステップ3の末尾に子音「M」を付けた音を出します。これを5、6回行ってください。

5．育む（Nurture）：否定的な感情やつらい気持ちがない人生のイメージをふくらませます。自分のエッセンスの音と、ステップ3の末尾に子音「M」をつけた音を交互に出すことによって、調和を維持します。（例：AAH：アー、AAHM：アーム、AAH：アー、AAHM：アーム）。ボウルやその他の楽器を演奏しながら、これを5〜10分行います。自分の声がボウルの音と共鳴するようにしてください。チャントを続けている間に、否定的な感情がエッセンスと調和して融合するのを感じ取ります。

6．創造する（Create）：ボウルを奏でながら、ステップ3の末尾に子音「M」を付けた音をチャントすることによって、自分のエッセンスが道しるべであり続けるための宇宙を創造します。音から、不調和な感情のわだかまりがなくなっていくことに注目しましょう。チャントと演奏を2〜3分続けます。

7．具体化する（Embody）：何十億もの細胞で構成されている、自分という物理的存在の全体をイメージすることによって、肯定的エネルギーを可視化します。細胞を、何兆もの分子で構成されている存在としてイメージし、さらにその分子は、何兆もの原子で構成されている存在としてイメージします。そして、原子が動いている光景を思い浮かべましょう。その原子の中にも、原子と原子の間にも、さらに広大な空間が広がっています。

ボウルやその他の楽器を演奏しているときは、鼻から息を吸い、口から息を吐きます。息を吐く間は、次の無限の肯定を1つずつ暗唱します。

無限の愛、無限の光、無限の平穏、無限の調和、無限の信頼。

「エッセンス・サウンド瞑想」は、重い病気、仕事のストレス、精神的な危機、あるいはそれらが組み合わさった人々に治癒効果がある。

そういった患者の1人がリンジーだった。リンジーは30代前半の内気で繊細な司書で、軟部組織肉腫の手術後に他の医師から化学療法を受けていた。彼女が担当のがん専門医から私のところに紹介されてきたのは、化学療法は有効だったのだが、その治療があると思うだけで彼女が吐き気を催すからだった。

吐き気は、彼女が治療のために病院に来る途中で始まり、待合室に足を踏み入れた途端にひどくなった。実際にはまだ全く化学療法が行われていないのに、治療室に入った瞬間に嘔吐することもよくあった。彼女を担当していたがん専門医は私がボウルを使うことを知っており、サウンド瞑想が化学療法の副作用を緩和するのではないかと期待して、私のところにリンジーをよこしたのだった。

リンジーが初めて私の診察を受けに来たとき、彼女の化学療法に対する恐怖の大きさを、即座に目の当たりにした。彼女は、私が薬を使わないことを知っていたにもかかわらず、診察室に入って来たときにはもう顔が青ざめていた。吐き気を抑えようとするために、彼女の額には汗がにじんでいた。

リンジーの吐き気は本物だった。そうした「予期的吐き気」はがん患者の間では極めて一般的な問題であり、心身相関効果の目に見える例である。有毒な化学療法を1ミリグラムも受けていないのに、そうした患者は、治療を予想するだけで、実際に治療を受けるのと同じ激しさの吐き気と嘔吐を経験することがあるのだ。

リンジーは、肉体的にも精神的にも苦しんでいたので、私が提案する解決策は何でもやってみるという姿勢だった。私は、ボウルの音を聴くことと「エッセンス・サウンド瞑想」を行うことで、彼女は大きな改善を見るだろうと思った。そこで、簡単な呼吸の練習から始め、30センチのクリスタルボウルの演奏の仕方を教えた。

彼女が少しリラックスしたように感じたので、私はマントラのリストからライフソングを作ってみるように言った。そして、「エッセンス・サウンド瞑想」の第1ステップにあるように、身体の中で吐き気の感覚を最も強く感じる場所を「経験して」もらった。

「それはきつい黒いベルトみたいな感じで、首に巻きついて絞めつけています」と、彼女は言った。

その感じを音で表すように言うと、彼女は「EE（イー）」と答えた。

次に、私は、身体の中に自分のエッセンスの音を見つけるように言った。いくつかの単語を試してみた後で、彼女は「NAM SO HUME（ナム ソー ヒューム）」を考え出した。

私は、吐き気の音に「M」か「N」を付け加えて、それを解放するように指示した。すると、彼女はボウルを奏でながら「EEM（イーム）」の音をチャントした。

「さっきよりだいぶ落ち着きました」と、彼女は言った。

次に、不安や吐き気を解放する「能力を高める」ため、「EEM（イーム）」をチャントするときに、深く息を吸い、すべての息を吐き出すまで、その音を長く伸ばすように言った。私は彼女にそのチャントを5回繰り返してもらった。

それから、リンジーが新たに発見したハーモニーを「育む」ために、自分のエッセンスの音と、吐き気を解放する音を交互に使うように促した。彼女は、ボウルの響きに合わせながら、「EEM（イーム）、NAM（ナム）、SO（ソー）、HUME（ヒューム）」を5回繰り返した。

最後に、変化した視点を「具体化して」もらうために、リンジーに、エッセンスの音をチャントしながら、彼女の身体全体が、細かく振動する何兆もの原子からなっている様子を思い描いてもらった。

「頭が、柔らかな靄《もや》に包まれて守られている感じです」と、彼女は言った。

「その靄のエネルギーを吸いこんで、身体中のすべての細胞に行きめぐらせている様子を、想像してみてください」と、私は勧めた。

数分後、彼女は目を開いて、私に向かってほほ笑んだ。「すごくいい気分です」と彼女は言った。「吐き気は、すっかりどこかへ行ってしまいました」

その後の面談で、彼女が次の化学療法を受けるときは、家を出る前に「エッセンス・サウンド瞑想」をしてくることにした。必要であれば、待合室でも静かにそれを繰り返せばいい。2日後、彼女は化学療法の後で私の診察室を訪れた。化学療法を受けても全く何の問題もなかったこと、瞑想を習慣にするつもりだということを興奮気味に話してくれた。

嬉しいことに、その後、リンジーは一度も吐き気を感じることなく、すべての治療を終えた。結果的に、彼女が思い描いていたことが「現実」になったのである。化学療法は肉腫を抑え込み、彼女は最後の治療から2週間後に職場に復帰することができた。

音と儀式が生み出す宇宙の無限のエネルギーは社会的なつながりへと向かう

他の心身相関治療と同様、音響治療も、個人的なレベルだけではなく、もっと広い社会共同体のレベルでも現実に使われている。

私が患者のためのグループの運営を始めたのは、皆で歌う斉唱で音のエクササイズをすることが、はるかに大きな治癒能力を生み出すことを知っていたからである。そこでは、似たような問題を抱えた人々のための一般的なサポートグループに働くような集団の力だけではなく、声と音の響きが混ざり合ったものが生む特別な一体感が働いている。

私が強い影響を受けたマーク・ライダーは、北アメリカの人里離れた山地や、砂漠や、海岸で、ヒーリングワークショップを主宰し、そこで使用した音や音楽による介入について詳しい記録を残している。シャーマニズムやアメリカ先住民の伝統において、音を儀式的に使用するのと同じように、ライダーはワークショップの参加者に音の使用を促す。参加者は、声を使って自分の中核的自己を表現し、その内部や自己を超えたところにあるエッセンスとつながる。彼らは「人生から発する雑音」を発し始め、それは、ライダーによれば「もっと原始的で系統発生的な意識へと飛び込み……さらに、宇宙の進化の中を何かの命綱のように自由に流れる……」という。

私が特に感動したのは、彼の著書『The Rhythmic Language of Health and Disease（健康と病気についてのリズミカルな言語）』の、声によって参加者がどのように純粋なエッセンスの世界へ導かれるかを描いた箇所である。

――ついに不協和音は消え去り、より優しくリラックスしたため息に取って代わられる。しかし、ゆっくりと、もっとなめらかなメロディーが浮かび上がってくる。耳慣れない子守歌が空中で揺れ始める一方で、ある人は1つの音に集中して、マントラに似た音のチャントを繰り返す。それらの声は次第に混ざり合い、精妙な和音を作り出す。その和音は、1人の人間が生むどんな音よりも強い力を持っている。それは、音のオーロラのように、私たちの頭上でゆらめき、そして部屋をすべるように通り抜け、他の場所へと流れていく。2度目のピークがやって来る。今度はハーモニックスだけだ。後になって人は言うだろう。即興のコーラスの中で、まさにあのとき、彼らは「自分自身から抜け出して、はるかに大きな何かのエネルギー、力と一体になれたのだ」と。

個人的および超個人的な音と声の力に関するライダーの美しい描写は、私たちの道しるべである。リラクセーション反応を引き起こす技法は、緊張や不安を解消する解毒剤のように捉えられがちであり、実際に、驚くべき効果がある。しかし、音、瞑想、深い呼吸、その他のリラクセーション技法をストレス低減のためだけに使うのは、クルージングを楽しんでいるのにデッキに上がらないようなものだ。音が、心臓の鼓動、脈拍、脳波など、身体の生理学的リズムと同調するときは、同時に、より深いレベルの精神的な再活性化へと私たちを運ぶ橋を架けているのだ。その橋によって、私たちは宇宙の無限のエネルギーや雄大さとつながることができるのである。

第7章 サウンド・スピリット――自己のエッセンスに達しエネルギーを再生する

私の患者のほとんどは命に関わる病気に直面していて、何よりも大切な未来の希望や計画を奪われるかもしれない状況に置かれている。デスクを隔てて患者と対面していると、彼らの顔に苦悩の跡が刻み込まれているのがわかるが、そのすべてが発病によってもたらされたものではない。そこには、果たされなかった夢や、誤った罪悪感、表現できなかった怒りなどが見て取れる。彼らが言葉で語ることや、ボディーランゲージや表情から読み取れることの両方から、彼らが子供時代に身につけた物事への対処パターンが、もはや役に立たないポイントに来ていることがわかる。

このポイントを、精神神経免疫学者のリディア・テモショック博士は「限界点」と呼んでいる。すなわち、子供時代から使ってきた心理的防衛メカニズムが崩壊し始める瞬間である。過去に執着し、従来の自己の防衛メカニズムにとらわれている人たちでさえ、絶望のあまり、通常のものの見方を乗り越えて、ふだん考えもしなかった治癒方法を試してみるのだ。

病気がこうした変化のきっかけになることは多いが、人生の限界点に達するのは、必ずしも命に関わる病気に直面したときばかりではない。結婚生活の破綻、家族の死、経済的困窮、長期間の感情的な苦痛、といった問題も、表面的な不安や心配を超えて、限界点に達するきっかけになる。

人は、自我から離れ、広い視野から問題をじっくりと考えることで、心の奥深くに埋もれた傷を治癒することができる、と私は考えている。愛のある、穏やかな状態の心で物事に対処することができれば、私たちの言葉、思考、行動、感情はすべて、普遍的な生命力という無限のエネルギーとつながれるのだ。精神的な指導者に付いて20年間修練を積むのでなければ、深い平穏に至るための最もシンプルで直接的な方法は、私が知る限り〈音〉である。その感覚によって、私たちはあの内なる安らかな場所、私が「エッセンス」と呼ぶものに入って行けるのである。

健全な感情（サウンド・フィーリング）を達成する方法がわかれば、次の課題は健全な魂（サウンド・スピリット）である。否定的な感情の闇を通り抜けると、ついに、私たちは自我によって方向付けられた執着を超越することができる。音を使う方法と瞑想との組み合わせによって精神的な覚醒を成し遂げ、その覚醒の中で自分のエッセンスに到達し、最終的には宇宙と一体化した自己そのものになるのである。

エッセンスの視点から世界や自分自身を捉えることは、私たちがもはや、思考や、感情や、人格的特性を持たなくなることを意味するわけではない。そうではなく、自分の思考や感情や特性によって「しばられなくなる」のである。トランスパーソナル哲学者のケン・ウィルバーらの指摘によれば、人間は、治癒と解決の比喩的な梯子を、1つの意識レベルから次の意識レベルへと、すなわち、「低次の」自我に基づいたアイデンティティーや、身体に基づいた感情から、「高次の」精神的覚醒の状態へ上らなければならない。さまざまな人間関係や自己発展における煩わしい問題、つまり、よく心理療法が扱うような、記憶、葛藤、感情、などの問題は、どんなに望んでも一挙に飛び越えることはできず、スピリチュアルな目覚めに向けて1つ1つ乗り越えていかなければならないのだ。こうした困難に対処する手段は、心理療法の他に、瞑想、音、イメージなどがある。そして、これらの手法を続けていけば、私が「エッセンス」と名付けた高い意識の状態へ移ることができる。エッセンスを見出してそれを抱きしめられたとき、私たちの個人的なアイデンティティーは、より高次なアイデンティティーとなり、自分自身や世界で起こることを、無限の慈悲を持って受け入れられるようになるのである。

その人の宇宙を定義する思考のセットである「自我」を超えて、エッセンスへ

人はみな、一般に「自我」と呼ばれる限定された心の状態と自己の全体を同一視しがちである。ラム・ダスは書いている。「自我はその人の宇宙を定義する思考のセットである。自我とは思考でできた住み慣れた部屋のようなものだ。人はその窓から宇宙を見る。中にいれば安全だが、外に出ることを恐れている限り、そこは牢獄になってしまう。自我にだまされてしまうのだ。人は、生きていくためには自我特有の思考が必要だと思い込んでいる。自我は、アイデンティティーを失う恐怖心を利用して人をコントロールする。自我特有の思考を捨ててしまうと自分が消えてしまうように思えるので、人は自我にしがみつくのだ」

人が自我だと考えている自己の一部が、重要ではないとか役に立たないというわけではない。実

際、自我と呼ばれる思考や、感情や、特性によって、私たちは欲求を満たすことができ、世界の中で安全であり安心していられる。しかし、自己のすべてを自我と同一視すると、危険な過ちを犯すことになる。なぜならば、自我は、無限の本質の中のほんの一かけらに過ぎないからである。

私の、音を使ったものを含むヒーリングアプローチは、自我からエッセンスへの動きであると要約できる。エッセンスは、普遍的な本質の一部なので、自分で選ぶことはできない。それは、無限の、愛にあふれた意識、と定義できる。デシデリウス・エラスムスは書いている。「ありのままの自分でいようと思うことが一番の幸福である」

自己を自我と同一視すると、偏狭な自己観や世界観が苦しみの原因となる。それによって、孤独、むなしさ、極度の断絶感が増し、それが絶望感をまねき、しばしば身体に病気をもたらす。日々の家庭のトラブルや仕事のプレッシャーだけにとらわれていると、私たちを宇宙とつないでいる、はるかに広い現実を見る視点をいつのまにか失っている可能性がある。常に、「今ここ」に存在すべき自分のエッセンスが、意識の世界からすっかり滑り落ちているように感じられるのだ。

私の患者の1人は、自分のエッセンスとのつながりを断っておく手段として仕事に没頭した。ドナルドのがんは最初、悪性リンパ腫として出現し、その数年後には白血病となって再び現れた。慢性の仕事中毒の会計士だった彼は、20年間に1回しか休暇を取ったことがなく、病気のためにオフィスを離れなければならなくなると、ひどく腹を立てた。彼は、化学療法と共に栄養療法を行うことには同意したが、私がリラックスに役立つからと勧めた、音に基づいた瞑想やその他の心身相関療法は、かたくなに断った。

ドナルドは入院が必要になってからも働き続けることを決めた。高熱を出しているときでさえ、ベッドに広げた書類を熱心に読み、結局、椅子で寝てしまうこともあった。奥さんの話から、彼の現実離れした生活規律はすべて自分で課したものであることがわかった。彼の上司は理解のある人で、彼を責任ある仕事から一時的に外してくれていた。そうしたことから私は、ドナルドが、長い間封印している傷に直面するのを避けるために、仕事を使っているのだと確信した。しかし、白血病が悪化して治療の効果がなくなると、彼は「限界点」に達した。心に抱えてきた苦しみについて、ついに話せるときが来たと感じたので、私は彼に聞いた。「子供のころ、何かよほどつらい出来事があったのですね？」

50年以上も背負い続けてきた、妻にも打ち明けなかった秘密を話しているうちに、ドナルドの目は涙であふれた。「戦争中、私の兄は海外へ出征していました」と彼は言った。「父は出張が多く、不在がちでした。ある日の午後、学校から帰ってくると母が泣いていました。『今日、陸軍から人が来たの』と母は言いました。『お前のお兄さんが亡くなったわ』」

「私はひどくショックを受けました。兄は私のヒーローで、ものすごく大きな存在だったのです。父に連絡が取れなかったので、それから2日間、母と私は2人だけで泣き暮らしました。父が帰ってくると、母がこのつらい知らせを伝えました。『手紙はどこにある？』と父は尋ねました。『電報か、通知書のようなものがあるはずだ』。父が2、3カ所へ電話をかけると、兄が元気で生きていることが判明しました。すべて母の作り話だったのです」

「大人になってからわかったのですが、母には精神病の兆候が出ていました。その出来事から統合失調症が始まり、ついには精神病院に収容されました。父は仕事で出張が多かったので、私は里子に出され、ほとんど父に会うことはありませんでした。それからというもの、私が何よりも願ったことは、他の子供たちと同じように、両親と一緒に暮らしたいということでした。だから、自分の妻や子供には、私が奪い取られたものすべてを与えようと心に決めました。自分の家族には、ハリウッド映画のような、夢のような生活を与えようとしました。自分が一生懸命働けば、家族が欲しいものをすべて与えてやれると思ったのです」

その言葉とは裏腹に、実際は、ドナルドはいつも仕事で家にはおらず、家族の要望にも応えない不在の父親になり、無意識に、自分が経験したのと同じ状況を子供に与えてしまったのである。彼は、今、自分の苦しみを表現することによって、やっと傷ついたエネルギーを治癒する準備ができたのだ。ボウルの音と「エッセンス・サウンド瞑想」が媒介となって、ドナルドは少年期に受け続けたひどい苦痛を思い出し、それを表現することができた。もし彼が、瞑想か対話療法のどちらかだけに頼っていたら、この苦悩の覆いを取り、その下にある自己のエッセンスを明らかにすることはできなかっただろう。音による治療は、ドナルドにとっては、ヒーラーのスティーブン・レヴァインが言ったように「見せ掛けと隠蔽の歳月」から、自分を解放する最適な方法だったのだ。

致命的な血液のがんとの闘いに敗れていく中で、ドナルドは生まれて初めて自分のエッセンスへ通じる道を見つけた。このエクササイズを続けるうちに、彼はとうとう、自分が家族から離れていた理由を妻や子供に話すことができた。家族の大切な人生の節目に不在だったのは、愛情がないからではなかったと。

もはやドナルドの命を救うために私ができることはなかった。彼の白血病は進行しすぎていて、治療の選択肢が尽きていた。しかし、死ぬ前に、彼は精神的に癒やされ、自分自身の中に、そして家族との間に、安らぎを見出すことができた。

スーフィーは、限定された自我の視野は狭過ぎて危険であり、ついには判断を誤ることを昔から認識していた。スーフィーの観照的で儀式的な行を行うと、我々が直面する困難や我々が住んでいる世界を神がどのように見ているかを容易に想像できるようになる。万物の中心は私たちのさまざまな問題をどう見ているのかを。私たちは、想像力、すなわち、より高次の意識へリンクする思考力を使えば、もっと視点が高くなり、視野が広くなる。それはエッセンスの視点に他ならない。

意識を統一する「エッセンスの方程式」とは？

エッセンスに基づいて生きるとき、私たちは、本能から知性、感情から精神まで、あらゆる意識のレベルで充足感を達成できる。私たちの意識や存在のどの部分でもエッセンスの方程式に当てはまらないものはない。瞑想や、音や、イメージを使って、エッセンスから人生経験を得るとき、次に挙げるものとのつながりが再構築される。

◎**調和**　エッセンスに包まれたとき、私たちは調和を生み出す。人生は、判断されるものでも、判決を受けるものでも、抑圧されるものでもなく、経験するものだということがわかるからだ。自我に根ざした懸念に満ちた不安やいらだちは、過去に関する後悔、罪悪感、嫌な記憶や、未来に関する心配、恐れ、空想しか生まない。こうした自我に基づいた見方だけで人生を生きるならば、私たちは、今ここにある現実に足が着いていない。自己非難や、後悔や、空想の中に生きるとき、私たちは、今この瞬間に根ざしている自分の生命力あるいはエッセンスを抑圧しているのである。意識という錨《いかり》を現在という海に固定して初めて、調和を再び作り生命力を自在に流れさせることができるのである。

◎**真正性**　真実は硬直化したものではなく、流動的である。真実は神秘的ではなく、現実的である。真実は遠くにあるのではなく、私たちそれぞれの中にある。私たちの真の自己、あるいはありのままの自分、つまりエッセンスは、私たちが利用できるエネルギーであり、音を使うことによって完全に体感できる現実である。多くの人は自らの中に、エッセンスあるいは生命力を「感じ取る」方法を忘れたとき、純粋さ、すなわち真正性を喪失する。

◎**強さ**　エッセンスを取り戻すと、仕事や人間関係においても強い立場を得られる。そして、エッセンスが、本来、限りなく強いものであることに気付くだろう。よく言われているように、魂のレベルで生きるとき、人は、独立と信頼を得、他人の尊敬を集める。なぜなら、その人のエネルギーと真正性が誰から見ても明らかにわかるようになるからである。

◎**自己を変える力**　エッセンスに基づいて生きると、それまで変えられないと思っていた、自分自身、自己の健康、自己の環境、さらには、生活条件さえ変えることができる。スーフィーの教えに「私とは、私がそうなったものだ」という言葉がある。これは、過去とは完全に決別できるということを指している。人が自分だと思っているものはある1つの状態に過ぎず、その状態は変えられる。だから、健康、人間関係、仕事、信念、習慣などはすっかり変えることができるのだ。

調和、真正性、強さ、そして自己を変える力を向上させることは、自我を超えてエッセンスに向かって初めて可能になる。しかし、この変化を実現するためには、ストレス管理の技法だけでは十分ではない。瞑想がストレス低減のための素晴らしいツールであることは証明されているが、平穏でリラックスした状態は、やがて過ぎ去り、疎外感、不安、心配、あるいは断絶感などがまた戻ってきていることに気付く。だから私たちは、もっと深い、自我からエッセンスへと変わるレベルにまで移動する必要がある。

音を使えば、この変化を、より確実に、より速く実行することができる。音を中心とした瞑想を実践している私の患者は、完全にエッセンスの視点に立った世界へ移行できたことを報告してきている。この現象における音の力をどうすれば説明できるだろうか？　簡単に言うと、私たちのエッセンスそのものが振動するエネルギーの一形態であるということだ。これについては、後で詳しく説明する。

この移行を実現した患者の1人が、第6章で紹介したバーバラだ。彼女は、脳性麻痺を持って生まれてきた幼い息子のことを悲嘆しながら生きてきた。瞑想の過程で、私は彼女に、すべての魂は運命づけられた特別な真実を持っている、という考え方をしてみてはどうかと勧めた。バーバラは、クリスタルボウルの音を使った「エネルギー再創造」のワークを通じて、息子のこと、そして息子と自分の関係を、エッセンスの視点から理解し始めた。そして彼女は、自我に基づいた罪悪感や無力感などの感情を、息子に対する慈しみや尊敬、支援の気持ちに自然と置き換えることができたのである。

音が「自己のエッセンス」と「生命エネルギー」を一体化する

エッセンスという概念には、心理学、哲学、トランスパーソナル心理学、あるいは宗教においてもそれぞれの用語が割り当てられている。しかし、エッセンスをエネルギーとして理解することも可能だ。私の世界観の基本にあるのは、多くの精神文化や非伝統的科学に反映されている、エッセンスはエネルギーだという考え方だ。

日本人はそれを「キ（気）」と呼び、中国人は「チ（気）」と呼ぶ。キリスト教では「神の永続性と実在性」を教えるが、仏教では「意識の統一」を教える。老子はそれを「タオ（道）」と呼んだ。ウィルヘルム・ライヒは生命エネルギーを「オルゴン」と名付けた。概して、人間は物質世界に生きる肉体に過ぎないという考えを支持していたギリシャ時代のエピクロス学派でさえ、超越的な真実に一考を与えている。

命の非物質的な本質の特性を解明する科学、計測不可能なものを計測しようとする科学を求めているのは、私だけではない。残念ながら、主流科学の大部分は、人間や宇宙の中の、目に見えず、定量化が難しいエネルギーに関心を示すのを避けてきた。

カール・ユングは言っている。「科学的な理解によって、私たちの世界は非人間化されてしまった。人は宇宙の中で孤立していると感じている。もはや人と自然との関わりはなくなり、それまでは象徴的な意味を持っていた自然の出来事への参加意識を失ってしまったのだ」

エッセンスはまたエネルギー、すなわち生命エネルギーでもある、という私の考え方を理解すると、私がなぜ、自分自身や患者に対して音響療法にこだわっているかがわかるだろう。

音は、私たちを自分のエッセンスや宇宙のエッセンスの振動と同調させる、比類なく強力なエネルギー医学の方法なのである。

西洋医学では嫌われているが、エネルギー医学の全体的な考え方は、5千年にわたって「伝統中国医学（TCM）」の基礎になってきた。TCMは、「気」と呼ばれる身体自体の生命力を活性化し、バランスを取り戻すことによって患者の健康を回復しようとするものだ。

「気」は経絡という細長い通路を通じて身体中を流れている。「気」は息を通じて体内に入ると信じられ、声は聞こえる形の息だと考えられている。私たちは、TCMが、特定の経穴に針を刺して「気」を刺激する鍼と、「気」のパターンを変えてそれを復活させる漢方薬から成っていると考えがちである。しかし、ほとんど知られていないが、中国医学では道教の瞑想も用いるのだ。道教の瞑想は、深い呼吸と「聖なる音節」で構成され、深く、低いトーンでチャントされるマントラを含んでいる。中国医学の専門家、ダニエル・リードによると「最も効果の高い音節は、身体を安定させる『om（オーム）』、エネルギーを調和させる『ah（アー）』、精神を統一させる『hum（ハム）』の3つである」という。

中国人は、音と息は生命エネルギーの入れ物であり、積極的に操作することで私たちの心身システムのバランスを取り戻すことができると考えてきた。ひとたびこのバランスが作り出されると、私たちのエッセンスは安定し、私たちが放つ健康のサインは、はっきりと「点灯する」か「明るく光る」のである。

これまで多くの患者と接してきた経験から私は、医師は、直観的に患者の心の状態を理解できることがわかってきたが、その正確さは、バイタルサインや血中脂質濃度に異常を発見するのと変わらない。共感の視点に立つと、患者の心理精神的な状態、すなわち、どのくらい自分のエッセンスに基づいて生きているかに関して、多くのことがわかる。

エッセンスのエネルギーが繊細で調和が取れた振動であるのに対し、苦しみや疎外感の原因である自我に基づいたエネルギーは、粗く、圧縮された振動のスペクトルを含んでいる。自我がエッセンスを取り囲む壁のようになっているときに、私たちが自我だけと一体化すると、エネルギー的にもスピリチュアル的にも自分に限界を作ってしまい、魂を輝かせるエネルギーを否定してしまうのである。

シンギングボウルの音や、「エッセンス・サウンド瞑想」および「エネルギー再創造」は、エッセンスの特徴である繊細で調和が取れた振動に、私たちを同調させる働きがある。「エネルギー再創造」とは、自己を分裂させる二重性を解消する、声を基本にしたメソッドである。音を中心とした瞑想の後では、心が軽くなり、利己的な執着の重みが消え去ったように感じる。ひとたびこれが起こると、生きるのが楽になり、この世界をエッセンスの視点から見やすくなる。

どうしてそうなるのか？　私たちが心に不調和を抱えて生きているときは、外部の不調和を引き寄せやすく、自分のまわりが不調和でいっぱいになるからだ。一方、宇宙のエネルギーと調和して生きていると、同じように肯定的なエネルギーの軽やかな波長の人や環境に引き寄せられるのである。

私たちは、基本的に弦楽器のようなものである。弦の一端は無限なもの、すなわちエッセンスに合わせて調律されている。もう一端は有限なもの、すなわち、物質界、身体、自我に合わせて調律されている。しかし、無限が良く、有限が悪いというわけではない。

もし、私たちが有限なものだけに同調すれば、絶え間ない絶望、欲求不満、病気に悩まされるだろう。一方で、無限なものだけに同調すれば、現実世界の中でうまく生き延びる能力を失うかもしれない。私たちの目標は、有限なものの中に無限なものを見る視点を取り入れることである。そうすることで、私たちは、自分の傷や自我、あるいは他人の傷や自我の中に閉じ込められることなく、現在に生きることができる。

有限なものの中に無限なものを見る視点を取り入れれば、無神経な言葉や行動で過去の傷を甦らせる人がいても、もう決して傷つくことはないだろう。私たちは生まれつき、弦の一端である無限なものに調律できる能力がある。そうすることによって私たちは、被害者意識、抑うつ、強迫観念、慢性的な不健康状態などの苦しみから解放されるのである。

シンギングボウルを使ったり、トーニングを行ったりすれば、繊細で調和の取れた振動が、すぐに私たちを自分のエッセンスの周波数に同調させてくれる。私たちが倍音やその共鳴を受け入れることができれば、私たちの真の自己は「何か大きなもの」からは見えないのだということを一瞬にして思い出す。その「絶対的なもの」を、より高次の「自己」と定義しても、「神」と定義しても構わない。私たちのエッセンスの無限の広がりと比べたとき、自我は、心理学的領域のほんのわずかの切れ端に過ぎない。シンギングボウルは、治癒のために学ぶべきことのすべては、すでに私たちの中にあるということを思い出させてくれる。音の振動は、私たちを私たち自身の本質と同調させる音叉の役割を果たしているのである。

エッセンスに基づいて生きるということは、調和の中で生きるということである。私たちの人生は、ガレージバンドが出す耳障りな音ではなく、美しいコンチェルトのようになる。エッセンスに基づいて愛するとき、私たちの人間関係は好意を映す鏡になる。私たちが親愛の情を投げかければ、そのまま私たちにはね返ってくる。この、心と精神のフレームの中で、私たちは直観的に自分がすべての生命エネルギーの源と一体になっていることを理解し、大切な人に無条件の愛を投げかけるのである。

まだ生化学的な用語では十分に特性が解明されていないが、生命エネルギー（気）は魂の「実体」であると同時に、生命体を活動させる力であると私は思っている。それは、私たちの細胞構造や、さらに高次の器官系に生命を吹き込み、そこにエネルギーを行き渡らせる。この生命エネルギーこそ意識の根源であり、人間に本来備わっている知能はそこに吹き込まれるのだ。

かつて、フランスの哲学者ピエール・テイヤール・ド・シャルダンは、「宇宙のエネルギーは、思考するエネルギーでなければならない」と書いた。私たちは、サウンド瞑想を通じて、宇宙の生命エネルギーの知恵に同調することができる。

音を中心とした瞑想だけでは、人生における障害物をすぐに取り除くことはできない。否定的な感情は、私たちを自我に根ざしたこだわりのぬかるみから抜け出せなくさせるが、これまで、そのぬかるみを「エッセンス・サウンド瞑想」を使って通り抜け、超越する事例を見てきた。しかし、スピリチュアルなレベルにまで到達するには、さらに深い探求と修養が必要である。そのために私は、「エネルギー再創造」と呼ぶ、サウンド瞑想プロセスを開発したのである。

「エネルギー再創造」／サウンド瞑想プロセスとは何か

「エネルギー再創造」は、楽音と声のハーモニーを使って、私たちや世界の中に存在する対立や二極性を超越するものである。多くの人は、無限なものとつながることへの憧れと、有限なものの強迫観念との間に捕らえられて、矛盾の中で身動きができなくなっている。

言葉を変えれば、人間は生まれながらにしてダイナミックな精神的存在であり、同時にいくつかの異なる方向に進もうとする傾向がある。1つの「肯定的な」方向は無限なもの（例えば「信頼」）を表し、もう一方の「否定的な」方向は有限なもの（例えば「未来への恐れ」）を表す。「否定的な」状態のまま、生まれ持った権利である無限の愛と受容という「肯定的な」状態を受け入れるように自分に言い聞かせることは簡単ではない。

しかし、音を使うと、自然に、調和的に、二重性を受け入れることができる。そしてその後、二重性を超越し、単一の意識に到ることができるのだ。「エネルギー再創造」は、これを組織的に成し遂げるために私が開発した技法である。

私の患者や講演の参加者から、よく、「『エネルギー再創造』はどうして効果があるのですか」と聞かれる。

子供のころを振り返ってみてほしい。多くの人が、世の中は2つのことが対立する状態にあると教えられたのを思い出すだろう。例えば、人間ならば、善人と悪人、金持ちと貧乏人、健康な人と病人、賢い人と愚かな人、親切な人と利己的な人、などだ。しかし、私たちが自分のエッセンスと再びつながれば、過剰な単純化のためにゆがんでしまった白か黒かという考え方を乗り越え、こうした二極性を超越できる。私たちの心の葛藤は、知恵と愛によって調和のとれた状態へと変わり、対立は解消される。

「エネルギー再創造」を実践すると、エッセンスの視点から葛藤（不幸、不寛容、罪悪感など）をながめ、克服していく方法を身につけられる。その結果、新しい洞察力と新しい視野を得ることができ、それこそが真の癒やしなのである。これは、人間関係、健康、仕事などの他に、心の状態のあらゆる側面に適用できる。

よく覚えておいてほしい。私たちの思考は極めて強力だ。恐怖、恥辱、怒り、悲しみなどの感情に持続的に集中していると、それが現実のものとなって現れてしまう。同様に、意識をエッセンスに集中させると、生活の中に、新しいレベルの治癒とホメオスタシスをもたらすことができるのである。

「エネルギー再創造」を実践すると、深いレベルの調和が得られ、自分の想念が、意識の中を漂うさまを冷静に観察できるようになる。

雪景色が入ったスノードームを思い浮かべてほしい。逆さまにして振ると、閉ざされた小さな宇宙の中を雪片が浮遊する。さまざまな問題を知性だけで解決しようとするのは、スノードームを振るようなものだ。漂っていく個々の想念を追おうとして自分を見失ってしまうだろう。「エネルギー再創造」を使って思考のプロセスを鎮静化する方法を学べば、絶えずしゃべり続ける「猿の心」は最後には消える。言い換えると、雪片が沈んで落ち着き、内側の景色と外の世界の、澄みきった、遮るもののない視界が得られるのだ。

根本的な内部の調和を導く「エネルギー再創造」のテクニックとは？

人間は、他者や世界との関係の中では、自我に基づいて反応する傾向がある。自我の役割が、心理的な脅威から自分を守ることだからである。そのため、自我は自分を「正しい」とみなし、それに対抗するものはすべて「間違っている」とみなす。この心の二極化は、内的、外的な衝突をもたらす。

衝突は、両親、教師、宗教的指導者などからの善意の指導によって過熱し、そのプロセスの中で、私たちは、社会に受け入れられない自己の一部を「切り離す」。自我は、自己の「許容されない」

部分を抑圧することによって、私たちを制御するのである。

「エネルギー再創造」を使えば、私たちは二極性を超越し、根本的な内部の調和を見つけ出すことができる。このエクササイズは「エッセンス・サウンド瞑想」をモデルにしているが、それは、「エッセンス・サウンド瞑想」が、交替する音とリズムを使って、私たちが切り離した自己の一部を、まず表現し、そして超越するからである。

私は、多くの人が経験する、5つの基本的な二極性の状態を特定した。「エネルギー再創造」は、人に二極性の肯定的な側を受け入れるように強いるのではなく、むしろ、自分自身の基礎をエッセンスに置くことによって、自己や感情の「否定的な」面を克服できるようにする。別の言い方をすれば、私たちは「エネルギー再創造」を使って、5つの特定の二極性を表現し、それを超越するのだ。それらは、多くの人が絶対に逃げられない肯定的／否定的な感情のわなである。それは次の5つだ。

①信頼／未来への恐れ
②幸福／不満
③自分への愛／自尊心の欠如
④寛容／不寛容
⑤感謝／抵抗

「エッセンス・サウンド瞑想」に続いて「エネルギー再創造」を行うと、これらの二極性を統合し、乗り越えることができる。「信頼/未来への恐れ」の例が次ページに挙げてある。それをモデルにすれば、5つの二極性のすべてで活用できる。

「エネルギー再創造」のテクニックとその実際

スピリチュアルな成長という意味で大きな飛躍を遂げた患者といえば、すぐ頭に浮かぶのはブルースだ。ニューヨークのある大きな法律事務所の共同経営者であるブルースは、特に攻撃的な型のリンパ腫と診断されると同時に、厳しい離婚を経験した。私が彼に幼いころの家庭生活について尋ねると、「物語に出てくるような子供時代ではなかったと思います」と言った。「父はしつけにとても厳しい人でした。私をほんのささいな理由でたたき、あらゆる言葉でののしり、ばかな出来損ないだと言いました」

ブルースは、父親に対する抑圧された怒りのすべてを結婚生活に持ち込んだ。彼は妻を怒りの対象にし、自分がされたのと同じように彼女を口汚くののしり、暴力を振るった。彼ががんを発病すると2人の仲は険悪になり、どんな話をしてもひどいけんかになるので、ほとんどのコミュニケーションはそれぞれの弁護士を通じて行われるようになった。彼が離婚争議について語るのを聞いて、私は、結婚の徹底的な崩壊を描いた、マイケル・ダグラスとキャスリーン・ターナー主演の映画「ローズ家の戦争」を思い出した。

未来への恐れを解放し、信頼を作り上げるための「エネルギー再創造」瞑想

瞑想の心構えをし、静かな場所を見つけて楽に座り、目を閉じます。数回、深い呼吸を行います。鼻から息を吸い込んでお腹を満たし、鎖骨まで空気でいっぱいにします。

次に、口からゆっくりと息を吐き、吸ったプロセスを逆にたどります。1回1回の呼吸に集中しましょう。呼吸をコントロールしようとせず、数分間、自分の呼吸を観察します。

お腹の上の方すなわち太陽神経叢に、静かで青く澄んだ、山の湖を思い描きます。息がこの湖に流れ込むのを感じ取ります。呼吸をするたびに、次の肯定的な言葉と共に、自分の内面に注意を向けます。

無限の愛、無限の平穏、無限の知恵、無限の調和、無限の治癒、無限の命、無限の光、無限の成功、無限の可能性、無限の健康、無限の希望、無限のエネルギー、無限の勇気、無限の力。

1. 今、最も気にかかっている未来への恐れを「経験し（Experience）」ます。それは、今後、起こるのではないかと心配していることかもしれませんし、自分にはどうすることもできないのではないかと恐れている未来の出来事かもしれません。この恐怖を、例えば、AAH（アー）、RAH（ラー）、HEE（ヒー）といった声として吐き出します。次のステップへと移動するにつれて、意識をエッセンスへと近づけていきます。エッセンスは、心の目で、頭の上にある白い光として見ます。

2. エッセンスのハーモニックな音を「感じ（Sense）」ます。声にするとLAM MA SAM（ラムマー サム）、HOME LEE SUME（ホームリーシューム）などがその例です。

3. 未来に関する恐れの音の末尾に子音「M」を付け加えることによって、それを「委ね（Surrender）」、解放します。AAHM（アーム）、RAHM（ラーム）、HEEM（ヒーム）といった音になります。

4. ステップ3で作った音を発声することによって、このハーモニーの「能力を高め（Empower）」ます。深く息を吸い込み、吐くときに声を長く伸ばします。これを5、6回繰り返してください。

5．自分のエッセンスの音と、末尾に子音「M」を付けた恐れを解放する音を交互に出すことによって、そのハーモニーを「育み（Nurture）」ます。ボウルを演奏したり音のテープを流したりしながら、5〜10分間、チャントを続けます。自分の声がボウルの音と共鳴するようにしてください。チャントをしている間、未来への恐れが、信頼の感覚と調和してくるのを感じ取ります。

6．末尾に子音「M」を付けた恐れを解放する音を、ボウルを鳴らしながらチャントすることによって、未来への信頼を「創造し（Create）」ます。否定的な感情から、不調和な心の重荷がなくなっていく様子を感じます。これを2〜3分続けます。

7．自分の肉体が、何十億もの細胞で構成されているものとイメージすることによって、信頼のエネルギーを「具体化（Embody）」します。
次に、細胞を、何兆もの分子で構成されているものとして、さらに、その分子を、何兆もの原子で構成されているものとイメージします。そして、原子が動いている光景を思い浮かべましょう。その原子の中にも、原子と原子の間にも、広大な空間が広がっています。

8．ボウルやその他の楽器を演奏しながら、自分のエッセンスの音をチャントし、肉体を構成しているすべての原子の内部や原子間の空間に、音が伝わっていくのをイメージします。エッセンスの音を2〜3分チャントする間、その振動が調和していくのをイメージし、感じ取ります。鼻から息を吸い込み、口から息を吐きます。息を吐く間は、次の無限の肯定の言葉を1つずつ暗唱します。

無限の愛、無限の光、無限の平穏、無限の調和、無限の信頼。

私がブルースに会ったとき、結婚生活は終わりを迎えようとしており、幼い息子との接触は2週間に1度に制限され、健康面では免疫機能に深刻な問題が出ていた。それまで彼は、瞑想やその他の心身相関技法について考えたこともなかった。しかし、その時は、身体的、感情的、精神的な危機にあったので、彼は、私が提案するどんな治療法でも試してみる気持ちになっていた。そして、私がクリスタルボウルを奏でた瞬間に、彼はその音に捉えられた。それに続いて、私が「エッセンス・サウンド瞑想」と「エネルギー再創造」を試してみるように勧めると、彼は、失われた財宝を探す深海ダイバーのように、そのエクササイズに飛び込んだ。

化学療法を受けている間も、ブルースは私のサポートグループのミーティングに何回か参加し、まもなく毎日、家で瞑想をするようになった。

瞑想とボウルを使ったエクササイズを通じて、彼は、父親の暴力や言葉による虐待によって自分がどれだけ深刻に傷ついていたかを理解するようになった。人を信頼できないこと、人の弱さを許すことができないことは、別居中の妻、友人、仕事の同僚など、彼を取り巻く人間関係の中で、常に繰り返されるテーマになった。幼いころ彼は、父親の、頻繁に繰り返される、避けがたい虐待に対して、常にびくびくしていた。いつでも悲惨な出来事を予想して、絶えず身構えていた。彼は、大人になってからも、世界を、いついわれのない攻撃の犠牲者になってもおかしくない、恐怖と不安に満ちた場所だと感じ続けてきた。

「エネルギー再創造」の中で、ブルースは恐怖を声に表し、その後は、この音を、彼の「エッセンス瞑想」のマントラと交互にチャントするようになった。

やがて、このプロセスによって、彼の、怒り、父親に対する不信感、そして未来への恐れは、自分のエッセンスに対する信頼と思いやりの気持ちへと変わった。

私が治療を始めて8カ月ぐらいたったころ、ブルースは、ボウルを中心としたエクササイズと「エネルギー再創造」によってどれほど視野が変わったかを示す、素晴らしいエピソードを聞かせてくれた。その前の金曜日、彼は、まもなく離婚する妻に電話をかけ、その日の午後に、週末を一緒に過ごす息子を迎えに行く打ち合わせをしようとした。電話に出た妻は咳をしていた。ひどいインフルエンザにかかって寝込んでいるが、予定どおり息子を迎えに来てくれと彼女は言った。

アパートへ向かう途中、ブルースは妻のために花束を買った。「昔だったら」と彼は言った。「後からいろいろと考えて自分に腹を立てていたでしょうね。なぜ花なんか持って行くんだとか、妻に誤解されはしないかとか、これは自分とよりを戻したいという意味だと取られるんじゃないかとかね」

しかし今回は、インフルエンザのために1人週末をベッドで過ごす妻のことだけを、エッセンスの視点から考えることができた。妻への憎しみは、同情へと変容した。すなわち、彼女の苦しさを理解し、他者に心を開き、一人の人間として弱さを見せられるようになったのである。彼の心の中には、この治癒のプロセスを信じ、他者を、そして何より自分自身を信じる気持ちが育っていたのである。

私がブルースに、化学療法はもう効果がなく、唯一回復の希望があるのは骨髄移植だけだと告げたとき、彼に力を与え、支えたのは、エッセンスを再発見したことだった。ブルースはこの非常に苦しい治療に大変な勇気と寛大さで臨んだ。免疫機能に大きな問題があるため、1カ月かそれ以上、実質的に隔離されて過ごすという見通しを告げられて、彼は自分のクリスタルボウルを病院に持って行くことに決めた。

ブルースが隔離されて1週間が経ったときに、移植を担当した医師からもらった電話を、私は決して忘れないだろう。彼はよく頑張ってますよ、と言われ安心したが、移植センターの医療スタッフは、毎日、朝夕に彼の病室から聞こえてくる、聴いたことのない不思議な音に慣れるまで数日かかったそうだ。後でそのことをブルースに話すと、彼は、ボウルを鳴らしたときのスタッフの反応を笑いながら話してくれた。「最初は、頭が変だと思われました」と彼は語った。「でも、すぐに、看護師たちがその音を聴くために立ち寄るようになり、そのうち、他の患者たちもやって来て、病室の外に座ってボウルの音を聴くようになったんです」。

ブルースが大げさな話をしているのではないことはわかっていた。なぜなら、5週間後に彼が退院するときまでに、私のところに、彼の医師や看護師から、クリスタルボウルはどこで買えるのかという電話が何本もかかってきたからだ。

今、ブルースは完全に健康を回復し、瞑想と「エネルギー再創造」の習慣を続けている。彼は初診で会ったときとはすっかり違った人間になっている。ブルースは長年働いた法律事務所を辞めた。これ以上、大きなストレスを我慢していたくないし、その仕事に付きものの頻繁な出張からも解放されたいとのことだった。彼のがんは完全に寛解しているが、その大きな理由の1つは、彼が音と瞑想を通じて、すっかり自分自身を変えたことだと私は思っている。

ブルース同様、私の患者の多くが、シンギングボウル瞑想をしているときに初めて自分の深い苦しみに、文字どおり声を与えた。彼らは、子供のころから抱えてきた否定的なエネルギーを解放し、怒りを許しに置き換えた。未来への恐れを、待ち受けていることへの信頼感に置き換え、自尊心の欠如を、成長する自己への愛に置き換えた。そして、自我ではなくエッセンスの視点から世界を見られるようになったのである。

病んでいる人々は、自分を治癒する前に、治癒の可能性を認識する必要がある。言い換えると、自分のスピリチュアルな可能性と力を認識する必要があるのだ。あまりにも多くの人々が、自分の中に眠っている治癒のエネルギーにほとんど気付かずに生きている。しかし、私の患者たちの多くは、見晴らしのよいエッセンスの観点から世界に参加することによって、自分自身のヒーラーになったのだ。

魂を覚醒させるために「エッセンス・サウンド瞑想」を実践し、「エネルギー再創造」の5つの修養プロセスを組み入れると、心、身体、魂の間のバランスが確立できる。この平衡状態において、心は平穏になり、身体は健康になり、精神は高く舞い上がるのである。

私たちが、魂の一体化（oneness）、無限の宇宙における一体化に近づくにつれて、すべての瞬間を魂の目を通じて経験し、真正な命に気づく特権が与えられる。

もし無心に魂の目を開くことができれば、私たちの生命力、エッセンスは、それぞれに、聖なる内的真実と追求すべき道を示してくれるのである。

第3部

治癒の新しいかたちへ

第8章 心の小部屋を探索する——直観と治癒の結合

6歳のある日、胸が痛むような考えに捉えられた。母が死ぬというものだった。悲しみに打ちひしがれ、慰めてもらいたくて、泣きながら両親の元に走った。彼らが何と言って私をなだめたのか正確には覚えていないが、私の「予知」が真剣に受け取られていないのはわかった。私の訴えは、子供がよく、クローゼットの中の怪物や、ベッドの下のヘビを怖がったりする恐怖や不安と同じものとみなされた。それから1年後、母は体調を崩した。母は病院に行き、一連の検査を受けた。診断が出た。がんだった。

あれが、私の恐ろしいひらめきや直観が当たってしまった初めての時だった。

しかし、その出来事のつらい記憶と、9歳のときの母親の死によって、私は自分の中の直観的な部分を無意識に閉ざしてしまった。それまでは、私の直観は開かれていて、通常、目に見える世界の出来事の向こう側を見ていたのだ。私は教訓を得た。これ以上、身近な人のことを直観で知りたくはない。私は、目に見えるものだけをしっかりと見るように自分を規制した。メディカルスクールの2年生のとき、病気の診断方法と、さまざまな苦痛の生理学的兆候について学び始めた。

しかし、病気の身体的兆候の奥にあるものを見るように教えてくれた教授はいなかった。患者たちのボディーランゲージや顔の表情を気にとめることはなかった。非言語的メッセージは無視されていたのである。私が、子供のころに放棄した直観の重要性をようやく認識し始めたのは、医師の仕事を始めてから数年たち、スピリチュアルな伝統や慣習を深く探求し始めてからだった。

直観という言葉を使うときに私が意味しているのは、エッセンスが持つ内なる耳を通して自分自身や世界の音を聞き取る能力のことだ。

私たちはみな、生まれたときは宇宙的な直観力を持っているが、多くの人々は、私と同じように意識のそうした側面を無視することを選ぶのだ。私たちは、エッセンスに基づいて反応し、宇宙の無限の知恵に同調するのではなく、避けがたい対立や矛盾と共に私たちを、「今ここ」に縛りつける、おぞましい自我に基づいた視点に留まるのである。

私の友人であり患者でもあるウーセルは、非常に多くのことを教えてくれたが、何よりも貴重だったのは、人生に残された数カ月を彼が生き抜く姿を見られたことだった。祖国からの亡命、極貧生活、愛する両親との苦渋の離別など、筆舌に尽くしがたい逆境を乗り越えた彼は、やがて、著名な大学に籍を置く、非常に尊敬される学者になった。彼にはまだ人生で成し遂げるべきことがたくさんあったのに、30代半ばという若さで、ゆっくりと身体を破壊してゆく恐ろしい消耗性疾患に襲われた。

しかし、ウーセルは、苦しみを表さず、怒りを抱かず、落胆することもなかった。私は彼が、祖国への過酷な圧政のために中国人を非難するのを聞いたことも、つらい子供時代を嘆くのを聞いたこともなく、苦痛の中で死んでいくことに対する自己憐憫《れんびん》も見たことがなかった。ウーセルは、否定的な感情が入る余地がない、普遍的意識の視点から現実を経験していた。彼は、無限の愛と、思いやり、感謝、勇気を持って、生きること、そして死ぬことに臨んだ。

ウーセルの希有なケースは、さまざまなスピリチュアルな伝統の探求を続ける上で、私を導く力の1つになった。彼の何事にもとらわれない視点こそが、私が目指すべき高遠な目標だった。しかし、ボウルの演奏、ライフソングのトーニング、瞑想などのエクササイズに没頭するにつれて、私は、子供時代に受けた母の早すぎる死による悲しみを再構成し、それを乗り越えられることが次第にわかってきた。

ボウルを奏でるたび、30分瞑想するたびに私の視野は広がり、高まっていった。宇宙が常に宇宙自体を創造しているように、私は常に再創造され、より高い知恵と洞察力を身につけていくように感じた。

私は、治療を求めてやって来る人々を、もはや単にがん患者として見なくなった。彼らのがんの発生にはどんな心理精神的要素が影響したのか、彼らは過去からどんな重荷を背負ってきたのか、彼らは無意識の中でどんな不調和なテープを繰り返し流しているのかを、私はもっと知りたくなった。そのためには、心身相関に関する徹底した文献研究だけではなく、自分の創造性を高め、直観を研ぎ澄ますことが必要だと、私は気付いた。

「直観力」の湧き上がる瞬間「サイキックポップス」とは？

ベルルース・ナパステックは、その優れた著作『6センスワークブック』（佐藤志緒訳、ヴォイス出版事業部、2005年）の中で、心理療法の中でよく経験する、ある現象について述べている。それは、彼女が「サイキックポップス」と呼んでいるもので、「論理や知覚を跳び越えてダイレクトにクライアントのことを理解し感知できる」瞬間のことである。ナパステックは、こうした瞬間は「相手に心を開き、ありのままの自分でいると……相手のすべてがわかる」と言っている。

彼女が書いていることを読んで、私は、私と患者の間でよく起きていることに思い当たった。ボウルを中心とした瞑想とビジュアライゼーションを行っているとき、私は、患者の過去の涙や険しくゆがんだ表情が見えたり、痛みやトラウマといった表現を超えて、患者が癒されるためにすべてのレベルで必要なものが直観的にわかるようになっていたのである。

この研ぎ澄まされた感覚は、エッセンスの中で生きることでもたらされたものであるが、同時に、私個人のスピリチュアルな探究にも役立っている。

数年前、私はマサヨシ・ヤマグチ（山口正芳）に付いて学ぶために1週間日本に滞在した。ヤマグチは気功の指導者で、ヒーラーとしての彼の仕事は、私が人生で最も影響を受けたものの1つだった。気功は、「気」つまり生命力に意識を集中させることと、そのエネルギーを全身に流す方法を習得することを統合して、健康と幸福を実現する、中国の古い心身鍛練法である。ヤマグチはそれを発展させて独自の形を作り上げていた。

彼に別れを告げるとき、私は、近々、妻と幼い子供を連れてペルーに行って、地元の人ががんの治療に使っているハーブ療法の研究をする予定だと言った。

「家族も一緒に行かなければいけないのか？」とヤマグチは聞いた。「あなたがそこで危険な目にあう予感を強く感じる。そこは孤立した地域で、非常に貧しい。覚えておきなさい。あなたのコアから出るエネルギーは非常に肯定的な力を持っている。それを意識している限り、否定的なものがあなたを傷つけることはない」

ヤマグチの心配はありがたかったが、心配には及ばないと感じていた。なぜなら、旅の間中、信頼できるガイドに同伴してもらうように手配していたからだ。私は彼の忠告に礼を言ったが、ニューヨークに戻るころには、その忠告のことはすっかり忘れていた。

私たちがリマに着いたのは12月23日だった。街中のどの広場も色鮮やかなクリスマス飾りで埋めつくされていた。友人たちとクリスマス休暇を過ごした後、私たちはクスコへ向かい、マチュピチュを訪れ、そこからプーノに移動した。プーノは未舗装の道路に掘っ建て小屋が並んでいるような小さな町で、アンデスで最も標高の高い場所の1つに位置していた。この世から消え去りたいなら最適な場所だ。町から3キロあまり離れたホテルにチェックインすると、フロント係が、どうしても外出する必要があるときは必ずガイドと一緒に行くようにと言った。不運にも、頼んでいたガイドは現れなかった。ヤマグチの忠告が気になり始めていたが、アルトゥーロと名乗る男から電話がかかってくると、私はその忠告を頭から振り払った。

「ナチョは病気です」と彼は言った。「今日は私がチチカカ湖へ案内しましょう。そうすれば夜には町に戻ってこられます」

1日をチチカカ湖で過ごし、インディオが何百年も住んできた人工の浮島などを見た。その後、アルトゥーロは私たちをプーノの町に連れて行き、守護聖人サンブラスの祭りの準備を見せてくれた。私たちは、地元料理が素晴らしいと勧められたレストランでおいしい夕食を食べた。3歳の息子は、音楽と、アンデスのワイノスダンスに楽しそうに加わった。

夜が更けてくると支配人が私たちのテーブルにやって来た。「アルトゥーロは時間になったので帰りました」と彼は言った。「彼から、タクシーを呼んでホテルに送るようにと頼まれました。でもご安心ください、セニョール。いい運転手をたくさん知っていますから」

私たちが店の外へ出ると、霧雨が急に土砂降りになった。あたりに空のタクシーは見えなかった。もじゃもじゃの黒い口髭を生やした強面の男が近づいてきて、自分の車に乗っていかないかと言った。支配人は手で立ち去るように合図した。「ノー、グラシアス」。2度目にその男がやって来たときも、支配人は同じ対応をした。

少なくとも10分がたち、支配人は見るからに店に戻りたくていらいらしていた。「ウェイターを呼んでお手伝いをさせます」と彼は言った。しばらくしてウェイターらしい10代の少年が私たちの横にやって来た。さっきの口髭の男がウェイターに近づいてきて、スペイン語で短い会話を交わしたが、速すぎて私にはわからなかった。

「この運転手に乗せてもらってください」とウェイターは言った。「そうしないと、次のタクシーがつかまるまでずいぶん長く待たなきゃいけません」

そのときにはもう、私たちはずぶ濡れになっていて、息子は妻の腕の中で眠っていた。キャシーも私も慌ただしい1日が終わって疲れ切っていたし、次の日も同じように長い旅行日程が組んであった。「行こう」と私は言った。「ホテルまで3キロちょっとだ。この男で問題ないだろう」

私はすぐに自分の判断を後悔した。運転手は人通りのない道をホテルとは反対の方向に走り始めた。そのことを、英語とスペイン語で運転手に伝えたが、彼は私の言葉を無視して運転を続けた。彼の視線は暗い砂利道の先を真っ直ぐに見つめていた。キャシーは息子を身体に引き寄せた。彼女の目には恐怖が浮かんでいた。それを見たとき、私は、ヤマグチが警告してくれたのはこれだとわかった。

私は、安心させようとキャシーの手を強く握った。そして、目を閉じて、ゆっくりと息を吸い、吐くのに合わせて瞑想を始めた。私は、自分自身のエッセンス、エネルギーそのものになるようにイメージした。自分が、私という存在のコアに向かって、深く、深く、動いていき、運転手がどんな悪事を計画していようと、それを阻止するだけの力が集まってくるのを感じた。

運転手は道のわきに車を止めると、私たちに向かって「サル デル カルロ、アオーラ！（すぐに車から降りろ！）」とうなるように言った。

不思議に思われるかもしれないが、私は全く平静だった。心の中で自分のライフソングをチャントし、ヤマグチが教えてくれたことに意識を集中させた。私は、宇宙の無限のエッセンスから放出される肯定的なエネルギーの波、私自身のエッセンスと共鳴した、最も繊細な周波数の振動をイメージした。私たちは安全だという思いが心の中で確かになっていった。

私は目を開けると、しっかりと、だが穏やかに言った。「ここでは降りない。すぐに、ホテルに連れて行ってくれ」

運転手は、返事をする代わりに運転席のドアを開けた。しかし、彼は何故か車から降りられなかった。「ノープエド、ノープエド！（だめだ、降りられない！）」。彼は腹を立てて怒鳴ると、ドアを乱暴に閉めた。

彼がその道をさらに1キロ半あまり車を走らせる間、キャシーの身体が不安でこわばっているのを感じた。男はまた路肩に車を止めると、「サル デル カルロ、アオーラ！（すぐに車から降りろ！）」と命令を繰り返したが、何とか、前よりも威嚇的な調子を作れたという感じだった。

私は、再び、自分の内なる音を宇宙の振動エネルギーに同調させることに集中した。「ホテルに連れて行ってくれ」と、何事でも受け入れる平静さから生まれた確信をもって、私は言った。

男はドアを開けて、また車から降りようとした。「だめだ！」と、ほとんど泣き声で彼は言った。

雨はまだ降っていた。湿気を含んだなま暖かい空気は、手で触れられるような感じさえした。私たちは、ヘッドライトの光を除くと真っ暗なアンデスの夜の静寂に包まれていた。聞こえてくるのは、眠っている息子の、静かにリズムを刻む呼吸の音だけだった。運転手は振り返って、肩越しに私をにらみつけた。私は彼の視線に目を合わせ、宇宙と私の生命力の間のリンクをイメージし続けた。

しばらく間があった後、男は前に向き直り、道路の真ん中で急にUターンをし、私たちを真っ直ぐにホテルに送り届けた。彼は、何かぶつぶつとつぶやきながら、泥を飛び散らせて猛スピードで走り去った。

幸い、その後のペルー旅行の日程に大きな波乱はなかった。運転手が車から出られなかった理由については、今でもよくわからない。彼が企てていたことが何だったにせよ、おそらく、良心の呵《か》責《しゃく》が、その実行を妨げたのだろう。しかし、この特別なエピソードを私は決して忘れないだろう。その出来事が劇的だったからというだけではない。それが、私にとって、直観力の驚くべき例であるばかりでなく、無限に肯定的で愛にあふれた人間のエッセンスは、攻撃性や否定性と戦う最も強力な武器である、というヤマグチの言葉が真実であることを表しているからである。

「intuition（直観力）」にあたる日本語は、「direct（直に）」、「perception（観る）」、「power（力）」の3つの概念を表す3つの文字からできている。この言語学的指摘を初めて聞いたとき、私は、直観力の性質を探る上で、この簡潔で美しい枠組みに驚かずにはいられなかった。直観力とは、マサミ・サイオンジ（西園寺昌美）の簡潔な表現を借りると「ものごとを直接認識する力」である。サイオンジは、ワールドピースプレヤーソサエティ代表であり、私の師ヤマグチも、私自身も、その思想から大きな影響を受けている。

「『直観』という言葉は、私たちの命の源から湧き出る目に見えない力の働きを意味する」とサイオンジは書いている。「直観力を開発することは、天からの振動を体で直接受け取る能力を養うことである」

重い病気や人生の危機を克服しようと闘っているときに、自分の直観力の泉に身を浸すことができたら、と考えてみてほしい。私は、患者がこの能力を身につけられるように努力してきたが、それは、神秘化や呪術的思考の力を通じてではない。生まれながらに持っている直観力を患者が自己開発するのを、音、瞑想、イメージによって組織的に支援してきたのだ（私が先に書いたような超自然的と思われる出来事は、確かに起こり得る。しかし、患者に、そういうことを期待しなさいとか、瞑想によってがんやその他の病気を治しなさいとか言うつもりはない。むしろ、宇宙のエネルギーに同調し、最も深い直観に従うことが、身体的な治療にとどまらない治癒への確実な道筋だと強調したい）。

さらに言うと、人間の直観力が、その人の身体や人間関係や環境に影響をおよぼすという現象は、オカルトや秘儀に基づくのではなく、むしろ、物理学や哲学の偉大な知性によって科学的に実証された研究に基づいているのである。

非局在的（nonlocal）な意識を活用して「宇宙のエネルギーの海」とつながる

心身科学者は、瞑想、誘導イメージとビジュアライゼーション、祈り、気功などは、「右脳活動」だと考えている。脳の右半球は、直観的、感情的、創造的な衝動とプロセスが存在する場だからである。そうした活動は、無意識の領域に記憶されたイメージや情報を取り出す能力を増進し、その結果、しばしば直観と呼ばれる普遍的な知恵にアクセスする能力が高められる、と考えられている。黙想をしながら座っているとき、気功の瞑想的なエクササイズを行っているとき、ボウルを奏でながら宇宙の繊細な振動に同調しているとき、私たちの脳波のパターンは変化する。

積極的に何かに取り組んでいるベータ波の状態から、一般にはただ目を閉じるだけでも達成できるニュートラルで内面的なアルファ波の状態へ、そして、周波数範囲が睡眠と覚醒の境界にあり、深いレベルのリラクセーションと関連があるシータ波の状態へとシフトするのである。

エルマー・グリーン博士は、メニンガー財団で、バイオフィードバックと生理学的機能の自己制御方法について長期間、研究を行った。１９７０年代の初め、グリーンと、彼の妻であり共同研究者でもあるアリスは、シータ波の状態の特異的性質について調査を始めた。それ以前の研究としては、禅僧とその弟子を対象に、瞑想が脳波のパターンにどのような影響を与えるかを調べた日本の研究があったが、その結果は、被験者が深い瞑想状態に入るに従って、アルファ波が減少し、シータ波が優勢になるというものだった。

グリーン夫妻と同僚たちは、バイオフィードバックの訓練によって、被験者が自らベータ波の状態からアルファ波やシータ波の状態への移行をコントロールできるようになる方法を発見した。また、特にシータ波状態のときに被験者のほぼ半数が高頻度でESP（超感覚的知覚）を経験していることが判明した。

グリーンは『バイオフィードバックの驚異――心は血圧までコントロールできる』（エルマー・グリーン、アリス・グリーン著、上出洋介、上出鴻子訳、講談社、1990年）の中で「私たちは、シータ波が、深く内面化された状態と関係していることを発見した」と書いている。「シータ波の訓練で到達した、身体、感情、精神が深く鎮静化した状態は……意識的プロセスと無意識的プロセスの間に橋を架け、通常は『聞こえない』ものを意識に上らせるように思われる」。実際、ベルルース・ナパステックによれば、ロザリン・ブリエール、エミリー・コンラッド＝ダウド、ケン・コーエンなど、長きにわたり尊敬されている霊能力者たちは、日常の多くの時間をシータ波の状態で過ごしていることがわかっている。

シータ波の研究によってわかってきたことの1つは、私たちが、内なる現実と共に、「もう1つの現実」をより明確に感じ取れる意識のレベルがあることだ。

「もう1つの現実」は、「局在的（local）な」自己を形作っている皮膚という境界の外側にある。しかし、科学者たちは、医師のラリー・ドッシーが言うところの「非局在的（nonlocal）な意識」を、もっと包括的に解明しようとしている。私たちの心、つまり個人的な自己は、はるかに大きな宇宙の意識、スピリチュアルな言い方をすればエッセンスや絶対的なものと、切り離せないということを学びつつあるのだ。こうした理解の先頭に立っているのは、人間の意識の非局在的（nonlocal）な性質に光を当てる研究を行っている少数の理論物理学者のグループである。彼らの研究によって、私たちは祈り、ビジュアライゼーション、音、直観などを通じて、自己というこれまでの境界を超えて真の無限の意識から力を得ることができる、ということがわかってきている。

故デヴィッド・ボームは、この非局在意識理論を提唱する物理学者の最先端にいた。彼は、宇宙は広大なエネルギーの海であり、私たちが作った時間という概念は幻影である（私たちは連続する瞬間的「いま」の中にいて、過去や現在は基本的に無意味である）と考えていた。

ボームによれば、私たちが客観的世界として知っているもの、彼の言う「顕前秩序」は、実際はエネルギーの海、言い換えると「内蔵秩序」に浸されていて、それによって動かされている。これら2つの世界は、彼が「ホロムーブメント」と呼ぶ、巨大な、流動する全体の一部である、というのがボームの考えだった。ベルルース・ナパステックは、ボームの宇宙観を次のようにまとめている。

私たちが存在する宇宙では、すべての点が他の点と浸透し合っている。この宇宙は、内蔵秩序、すなわち、意識と知性を持つ生きたエネルギーの巨大な海でできていて、その海は、私たちが日常経験する世界の下に潜り、周りを取り囲み、上にかぶさり、互いに浸透し合っている。

そして、この内蔵秩序に埋め込まれて、超内蔵秩序が存在する。それは、莫大な無限の情報場であり、内蔵秩序のエネルギーを組織し、指揮すると同時に、その中に折り込まれた原知性でもある。私たちが経験する顕在化された世界は、内蔵秩序と超内蔵秩序（無限配列またはスペクトルの中に無限数ある）から生じているのである。

人間の意識は、この高い視点から、表層的現実をはるかに超えて広がる内蔵秩序や超内蔵秩序の諸相を理解している可能性がある。

ナパステックは、ボームの非局在性（nonlocal）という概念を次のように捉えている。「すべてのものが他のすべてのものに折り込まれているので、この広大な情報場は、私たちの内部および外部のあらゆるところに存在する。それは私たちの通常の現実と同時に存在し、その中でパルスを放っている。非局在性（nonlocal）という特性のために、あらゆる時間の情報が同時に存在し、ことごとくアクセス可能なのだ」

人間の直観力は、単に脳や精神の特性としてだけではなく、内蔵秩序や超内蔵秩序とつながる能力として考えられる。

では、音はなぜ、私たちがこの広大なエネルギーの海を泳ぐことを可能にする強力な方法なのだろうか？　ボームの思想の要約の中で、ナパステックは問題の核心を突いている。「類似したものは同じように脈動し、即座にコミュニケーションし、こうした精妙なレベルで、ある種の同期した共鳴を通じて影響を与え合うのだ」

私は、これ以上的確な同調化の定義はないと思う。すなわち、「あるエネルギー系が別のエネルギー系と同時に影響し合う」。そして、本書を通じて述べてきたように、音楽、倍音、シンギングボウル、その他の宗教的楽器の音は、確かに、「ある種の同時発生的な共鳴を通じて」心と身体に影響を与えるのである。このことはまた、人間生来の直観力、すなわち、私たちを満たし、取り囲んでいる内蔵秩序を把握する力が、音を使う方法によって微調整される、あるいは新たに生み出されることを示唆している。

ボームが「内蔵秩序」と呼ぶものを私は「エッセンス」と呼ぶが、名称は大きな問題ではない。重要なのは、私たち自身がその一部である「自己よりも偉大な何か(something great)」に対して、心と感情を開くトレーニングに取り組むつもりがあるかどうかである。

内蔵秩序は、ボームの理論によって深いところまで比較的完全に理解できるが、理論家であり研究者であるイツァク・ベントフは、私たちが無限の宇宙エネルギーからどうやって情報を得るのかについて、さらに具体的な科学的説明を行っている。

ベントフは、その著書『ベントフ氏の超意識の物理学入門』(スワミ・プレム・プラブッダ訳、日本教文社、1987年)において、固形物質は、粒子を「波束」として特徴付ける純粋な振動に過ぎないという理論を述べている。それによると、人体も振動からできていて、1秒間に約7回の割合で周期的に振動しているという。しかし、通常の意識状態では、こうした速く繊細な動きを知覚することはできない。
ベントフの波束の振動や、その他、宇宙に存在するすべてのものは、振り子のように揺れている。振り子は、一方向へ振りきれると、一度静止点に到達し、その後、反対の方向に動き始める。ベントフによると、あらゆる振動系はこの特性を持っている。ナパステックは、ベントフの考えと人間の直観との間に関連性を見出した。

私たちの体は振り子である。1秒間に約7サイクル振動しているので、つまりは14回静止状態に達しているということになる。これは、毎秒14回（おそらくもっと多いが）、私たちが、超高速で、主観的時間を通じて客観的空間へと拡大していることを意味している。私たちは、全く時間を置かずに元へ戻るが、その「無時間」の間、別の次元と別の現実の中に存在し、情報の提供と収集を行うのである。

特定の状況において、時々、私たちはそのデータを三次元の世界に持って帰ることができる。生まれつき特に感受性が高いとか、そのようなトレーニングを受けた場合だ。ボームもベントフも、外にいる瞬間に、その「無時間」の間、できるだけ長く主観的時間を過ごすように心をトレーニングする最善の方法は瞑想だと感じていた。なぜなら、瞑想は脳波の周波数を下げ、そのときに、私たちが「外に」いると知覚する時間を拡大するからである。

ベントフの振り子の概念によって、私たちは静止点に向かって揺れることができるという考え方を理解しやすくなる。静止している間、私たちは、別の次元、ボームの概念に戻れば、内蔵秩序や超内蔵秩序との間で「情報の提供と収集を行う」ことができる。

私の経験では、音による同調化と深い瞑想は、私たちが時空連続体のごくわずかな切れ目を最大限に利用する、実際的で強力なツールである。私たちが収集し提供する「情報」は、自分自身や他人を理解し、身体を治癒するために必要なものを見出し、私たちの最も深いスピリチュアルな特質に気付くことを助けてくれる。

治療への道はやはりエッセンスとのつながりから

サウンドヒーリングの実践は、私自身の直観力を伸ばし、患者の感情や気分についての洞察力を高めた。その一方、医学的治療に関する判断で直観に頼ったことは1度もなく、自分を霊能力者や「霊能医」と考えたこともない。しかし、患者の健康を阻害している感情的あるいはスピリチュアルな問題に気付いたケースは記憶に少なくないし、患者自身にそれを気付かせることによって、それまでわからなかった治癒の障害となるものを克服するのを支援してきた。

そういう患者の1人がウェンディだった。彼女は、乳房にしこりを見つけたが、医者に診てもらおうと決心するまで3カ月かかった。その遅れが重大な結果を招いた。乳がんと診断されたときには、腫瘍は拡大し、リンパ節に転移が発見された。ウェンディが、かなり高い再発リスクを何とか避けるためには、相当攻撃的な化学療法が必要だった。

治療方針について話し合った後、私は、検査を受けに来るまで、なぜ長い時間がかかったのかを尋ねた。ウェンディは諦めたように肩を落とした。「嚢胞《のうほう》だろうと思ったんです」と彼女は答えた。「なくなってくれると願ってました」

彼女が医者に行くのを引き延ばした理由はもう1つあった。彼女は最近仕事を辞め、医療保険がなくなっていた。治療費を支払うだけの貯蓄はなかったので、メディケイド［注：低所得者などのための医療費補助］を申請する予定だった。私は、手術費用はどうやって支払ったのかと聞いた。「会社を経営している、とてもお金持ちの友達がいて、手術の費用を貸してあげると言ってくれました」。ウェンディはちらっと私の方を見た。私が非難するのを期待しているかのようだった。そして言った。「化学療法の費用も払うと言ってくれているのですが、そこまでしてもらうのはすごく悪い気がして。もちろん、これまでに払ってもらった分は返すつもりです」

彼女は下を向き、視線をそらしたままだった。そのとき、私には、自分は愛されるはずがないと思っている人間がそこにいるように見えた。彼女のエネルギーは沈滞し、長い間、心の中にわだかまっている羞恥心によってブロックされているように思えた。

私の直観では、彼女は子供のころから自分は愛されていないと感じていて、両親か片親かに見捨てられたのではないか、と思った。しかも、これまでこの問題を直視してこなかったとも感じた。

私は、家族について話してくれるように優しく話しかけた。

彼女は5人兄弟の3番目で、物心ついたころから、両親は2人ともアルコール依存症だった。父親は仕事が続かず、家賃を払うお金もなくなったので、一家は頻繁に引越しをした。

彼女は激しい恋愛を繰り返し、25歳で結婚した。相手は、予想どおりアルコール依存症だった。男は3年後に彼女を見捨てたが、そのときには、彼女のクレジットカードに借金の山ができ、共同預金口座にあったわずかばかりのお金はきれいになくなっていた。「子供が欲しかったんです」と、彼女は悲しそうに言った。「でも、彼がそうさせなかったのは結果として良かったと思います」

「どうして、お友達に治療費を払ってもらうことがそんなに嫌なのですか？」と私は聞いた。

「わかりません」と彼女は言った。

「お友達があなたにお金をあげたいのはなぜだと思いますか？」

彼女は首を横に振った。その質問にも答えられなかった。

「純粋な愛情からかもしれませんね」と私は言ってみた。

ウェンディは突然泣き出した。

「自分は愛される人間ではないと感じているから、受け入れ難いのではないですか？」と私は言った。「命が救われるかもしれないのに何も受け入れられないのは、自分がそれに値しないと感じているからでしょう」

彼女は驚いた表情で私をじっと見た。彼女が何を考えているかを知るために大きな直観力は必要なかった。彼女が何を感じているかが、どうして私にわかったのか？　その瞬間、彼女の心にのしかかっている重苦しさを、私自身が経験したからだ。私の意識に浮かんだイメージは、重いブーツが彼女を押さえつけて、愛情を受け入れること、他人が自分に近づくことを妨げているイメージだった。

運が良ければ、化学療法によって彼女のがん再発の可能性は減るだろう。しかし、どれだけの量の薬を使っても、彼女の魂を殺そうとしていた自己嫌悪という病気を死滅させることはできない。医師としての私は、がんだけを治療した。ヒーラーとしての私は、直観的に、彼女がエッセンスとのつながりを取り戻すのを助けた。宇宙が私に知らせるように選んだ知恵を、彼女と分かち合うことによって。

細胞レベル、DNAにまで影響／音楽によるイメージ誘導法

幼いころ、ジル・パースは、両親と一緒に、アイルランド西海岸の沖に浮かぶある孤島を訪れた。「小船に乗っていたのは、私たち家族以外に、家に帰る途中の島のおばあさんたちだけだった」とパースは言う。「急に嵐が起こって、私たちはみな溺れるのではないかと思った。すると、突然、おばあさんたちが、古代から伝わる力と深い情熱のこもった声で歌い始めた。たちまち、私たちの恐怖は消え、力強い歌声が波のように身体の中に押し寄せ、ついには無上の喜びと恍惚感に圧倒さ

れた」

『螺旋の神秘――人類の夢と怖れ』(高橋巌訳、平凡社、1978年)の著者であり、宗教的チャントの分野の権威であるパースは、この出来事を「初めて声の力を知らされた」体験として記憶している。そのときから、彼女は、古くから伝わる発声技法と集団チャントの力について長く研究を続けている。「私の目標は慎ましくはない」と彼女は言う。「私は、世界に再び魔法をかけようと思っている。チャントを通じて世界を神秘化しようということだ」

その目標を達成するために、彼女は、母国の英国、その他ヨーロッパ、アメリカで、音の治癒的利用をテーマとしたワークショップを主宰している。ギュト密教学堂のチベット・チャントマスターにオーバートーニングを学んだパースは、特にモンゴルの倍音チャントに魅せられている。それは「1つの音しか含んでいないにもかかわらず、口の形を含むあらゆる共鳴空洞を調整することによって、高いベルのような音を出し、それが、連続する低いベース音の上に漂うために、天体の音楽を思わせる。倍音は、チャントされる基音の構成部分の一部だが、通常は、小さすぎて聞こえない。しかし、ここでは、倍音に特別なフィルターがかけられて、本来の音そのものより大きく聞こえるのだ」

パースの定義は、第1章で取り上げた倍音の仕組みについて、私がこれまで聞いた説明の中で最も的確なものだ。パースは、私と同様に、息を、声と心をつなぐ橋だとみなし、「声を研究することによって、チベット人が『リクパ』と呼ぶ、無と明晰さを合わせた意識状態に入る方法を学ぶことができる」と考えている。私たちは、その意識状態に入っている間、特に声をシンギングボウルと一緒に使ったときに、宇宙のリズムと同調し、心と身体に調和を取り戻す。それは細胞のレベルにまで及び、DNAに影響を与える可能性すらある。

繰り返し述べてきたように、ビジュアライゼーションと音を組み合わせた治癒技法は、想像力と直観力の層を取り込むことが可能であり、それによって、さらに、心理精神的、生理学的治癒プロセスを拡大することができる。音・イメージ技法の最も有名な実践者は、「音楽によるイメージ誘導（GIM）」技法を開発した、音楽療法家のヘレン・ボニー博士である。GIMは、慎重に選択されたクラシック音楽の楽曲を利用して、深く埋め込まれたイメージや神話的表象を潜在意識から呼び出す。

GIMは、1960年代に、メリーランド精神医学研究センターでボニーとその他の研究者によって行われた研究から発展したものである。

その研究は、LSDを含む幻覚誘発薬と、伝統的な形の心理療法の組み合わせを使って、人間の意識を探求するために計画された。結局、ボニーが得た結論は、ドラッグは必要ないということだった。というのは、人間の精神の最も深い層を探求し、感情的なカタルシスを促進する非常に効果的なロードマップを、クラシック音楽が提供したからだ。

クライアントを無意識へ誘導するのにユングが使用した神話的象徴を利用することで、彼女は、音楽とイメージを中心とした手法を生み出した。そこでは、クライアントすなわち「旅人」と、

GIMの訓練を受けた「ガイド」の間で癒しのパートナーシップが築かれる。クライアントは深いリラクセーション状態に入るように誘導され、事前に選択されたクラシック音楽のプログラムのテープを聴く。プログラムは、ガイドがどのような種類の感情を引き出すことを望んでいるか、また、クライアントがどのような問題を取り上げてほしいかによって決められる。ある意味で「補助療法士」の働きをする音楽が展開すると、象徴、イメージ、空想が豊かに混ざり合ったものが意識の表面に浮上し、そこで、クライアントとガイドの共同作業によって詳しく調べられる。

中部大西洋GIMトレーニングセンターで共同所長を務めるサラ・ジェーン・ストークス博士は、GIMが感動的な成果をあげたドリスの事例を詳しく紹介している。

ドリスは40代半ばのクライアントで、個人的なアイデンティティーと、仕事上のアイデンティティーの両方で困難な問題に直面していた。あるセッションで、ストークスは、《弦楽のためのアダージョ》と、グノーの《聖チェチーリアミサ曲》の「オッフェルトリウム」と「サンクトゥス」が入った「肯定的な感情」のテープを流すことを選んだ。結合と再生という音楽のテーマに強く共鳴するドリスは、歓喜の中ですべてが1つに溶け合った、豊穣で輝かしいイメージを象徴的に語る。「その音楽に強い力で抱きしめられると」と彼女は後に書いている。「後産《あとざん》で温かいものが自分の中から流れ出ていくような感じがし、浸透してくる光と、私を取り巻くフルオーケストラが演奏する分厚いメジャーコードの心地よい音を感じました。出産した感覚が終わると、私が産んだのは子供ではなく、私自身だということがわかりました。光り輝く巨大な太陽であり月であるものです。

私は恍惚の中で生まれ変わっていました」

ＧＩＭの優れた特徴の1つは、特別の指示や決められた目標を与えることなく、イメージを自由に喚起させることである。ある意味クライアントが、自分自身のヒーラーになるのだ。クライアントとガイドの両方が、セッション中に現れる象徴やイメージを解釈する直観の力を信じ、それを頼りにしなければならない。考え方は、私が患者に行うヒーリングと同じである。ＧＩＭの最終目標は、クライアントが、宇宙の無限の知恵に耳を傾け、それを讃えることによって傷ついた心を癒すことができるような、安全な空間を提供することである。ＧＩＭのガイドの資格を持ち、『モーツアルトが人を癒す——音楽イメージ療法のすべて』（高坂政枝、野中美保子訳、ＰＨＰ研究所、1996年）の著者でもあるキャロル・ブッシュは、ケン・ウィルバーが次のように言っていることに注意を促す。「人間は、宇宙の心が多数の層をなして現実化したものである。ＧＩＭでは、音楽が、宇宙意識を経験する非常に優れた触媒になる」

ブッシュは、ＧＩＭの手法の自発的なバージョンを自分で探求できる、逆のエクササイズを提案している。

間違いなく20世紀最高の知性の持ち主の1人であるアルバート・アインシュタインは、直観というテーマについて次のように語っている。「知性は何かを発見するという過程においては何の役にも立たない。意識の飛躍が起きるのだ。それを直観と呼んでもいいし、他の呼び方でも構わないが、解決は突然やって来て、なぜ、どうしてそうなったかはわからないのだ」

私が患者を診察しているときによく経験する「意識の飛躍」は、ヒーラー兼医師である私にとって、身体の病気と共に、心や精神の病気の診断にも役立ってきた。それは同時に、自分の仕事や個人的な人間関係を、充実させ、創造的にすることにも役立った。がん患者への先駆的な心理療法で有名な、心理学者のローレンス・ルシャン博士は、すべての人には「歌うべき自分の歌」が必要であり、それによって、1人1人が「存在し、関係し、創造する」独自の方法を得ることができる、と比喩的に語っている。

エクササイズ

15～30分間邪魔されずにリラックスできる場所を見つけます。手の届くところに、CDまたはカセットのプレーヤーと、ノートか日誌を置きます。

◎テーマにフォーカスを合わせる
関心のある分野、あるいは、創造的な発想を必要としている事柄を明確にし、それをノートに書きます。このステップは、内なる自己に質問を送るようなものです。そのフォーカスしたものから多くのものが生み出されるようにするためには、その事柄が自分個人と関係のあるものである必要があります。心の表面に浮かんだことを思いつくままにすべて書き留めましょう。旅を始める前に「旅支度を整える」ようなものです。ノートに短いコメントを書きます。そして、それにぴったり合う音楽を選びます。

◎音楽を選ぶ

大地の音楽は、音楽でできた「安全な入れ物」を提供してくれます。幅広いイメージを体験するように刺激する一方で支えにもなります。また、内なる世界の幻想に誘い、その感覚で包んでくれます。

ベートーヴェン：《交響曲第7番》第2楽章
ベートーヴェン：《交響曲第9番 ニ短調》第3楽章
ブラームス：《交響曲第4番》第2楽章
ドビュッシー：《牧神の午後への前奏曲》
ラヴェル：《ダフニスとクロエ》第2組曲、パート1

火の音楽は、強い気持ちを呼び起こし、より「熱い」感情の探索ができるようにしてくれます。この種類の音楽は、クライアントが強い感情を表現するために必要な激しさを与えてくれます。

バッハ：《トッカータとフーガ ニ短調》
ブラームス：《ピアノ協奏曲第2番 アレグロ・ノン・トロッポ》
ブラームス：《交響曲第3番 ヘ長調》作品90、第1楽章
ドビュッシー：《海》第1楽章

空の音楽は、想像力を解放します。創造的な結び付きが次々と自由に生まれるように刺激すると同時に、創造的想像力を目覚めさせます。

音の流動性と勢いのある大きな動きによって、多数の印象を喚起し、創造的ブレインストーミングに役立ちます。

バッハ：《管弦楽組曲第3番 ニ長調》第2楽章
ベートーヴェン：《交響曲第9番》第1楽章
ベルリオーズ：《幻想交響曲》第2楽章
ラヴェル：《序奏とアレグロ》

水の音楽は、情緒的な音楽です。感情を目覚めさせ、表面に浮かび上がらせて、探索やイメージによる表現ができるようにします。水の音楽には、穏やかな感情を誘い出す特性があります。

バルトーク：《弦楽器・打楽器・チェレスタのための音楽》第1楽章
ベートーヴェン：《弦楽四重奏曲 嬰ハ短調》作品131番
ドビュッシー：《神聖な踊りと世俗の踊り》

◎リラクセーションエクササイズ

意識を内側に向けるために、身体をリラックスさせる時間を取る必要があります。この小休止によって心身に信号が送られると、心身が、いわばギアを入れ換え、まもなく現れるイメージや感覚に向き合います。身体を締めつけている衣類があれば緩めましょう。目を閉じて、深い呼吸を始めます。意識の焦点を内側に向けながら、身体の中の緊張している部分を探しましょう。息を吐くたびに、緊張を解き放っていることを感じ取ります。筋肉が緩んでいくのを感じます。肩の緊張を解き、首や、頭や、その他、力が入っていた場所の緊張を解放します。緊張を息として吐き出すと、実際に緊張やストレスが取り払われるでしょう。足から始めて、呼吸の焦点を、下半身から、胴体の中央部、肩、頭へと次第に移動させていき、全身から緊張を吐ききります。

◎音楽と一緒に精神世界を旅する

音楽が始まったら、それに心をゆだねます。音楽が導くままに付いて行きましょう。現れるイメージに意識を向けます。1つの光景が浮かんだら、その中に入りましょう。例えば、森の景色が現れたら、その森に入って行きます。小道が見えたら、そこを進みます。人が現れたら、その人と話をします。このプロセスでは、しばしば直観がクライアントを動かす力になるので、何をすべきか、どちらに行くべきかを、イメージから感じ取ります。クライアントがはっきりと自覚するかどうかに関わらず、音楽がイメージを展開し、イメージに、大きさや、動き、感覚、ドラマを与えます。内から湧き出るものに任せて、音楽に連れて行ってもらいましょう。そこが、あなたの行くべき場所なのです。

◎帰還する

音楽が終わったら、少し間を取って、経験したことを振り返ります。徐々に普通の状態に戻っていきます。イメージや印象は、まだ生の状態なので、夢を思い出しているような感じがするでしょう。それらを先に決めたテーマと結び付けるためには、連想を整理することが必要です。セッション後の作業を始めるために、覚えていることを、その場で浮かんだ連想と共に書き出します。そして、その経験にタイトルを付けます。こうしておくと、膨大な連想のデータを整理するのに役立ちます。寓話的なタイトルではなく、内容に関連したタイトルを付けることが大切です。

◎経験の簡単な説明を書く

よい旅を！

自分のライフソングを歌い、ボウルの音と調和して「エネルギー再創造」を実行するとき、身体の中に閉じこめられていた音や記憶が再びよみがえり、長い間抑圧してきた苦痛を再び味わうことになる。そのとき、私たちは、「今ここ」に限定されていた意識の世界から、無限の宇宙を認識する世界へと移行するのである。

私たちは、無限の視点から、自分自身を、これまでの自分ではなく、これからの自分として認識し始める。それを心に置いて、この、マサミ・サイオンジの、直観についての簡潔で瞑想的な洞察を、読者と共有したい。

直観は常にあなたの中にある。
初めからそこにある。
それは人が作ったものではなく、人によって作られる必要もない。
直観はあなた自身の中にある。
それはあなたをとりかこんでいる。

それはあなた自身だ。

直観を探す必要はない。
ただそれに気付けばいいだけだ。
あなたが神から生まれた魂であることに。

あなたはもう眠ってはいない。
夢を見てはいない。
真実は目の前にある。

真実は、
あなたが神の子供であるということ。
明るく、光り輝く子供であること。

第9章 サウンド・シンセシス——心と身体と魂を統合する新しい医学へ

医学博士ラリー・ドッシーは、啓発的な著作『魂の再発見——聖なる科学をめざして』(上野圭一、井上哲彰訳、春秋社、1992年)において、彼が「第Ⅲ期の医学」と呼ぶものについて述べている。

それは「心が……同時にあらゆるところに存在し、無限で、不滅な」時代だという。ドッシーの考え方は、化学療法や外科手術といった身体だけを治療する方法や、心身治癒モデルに基づくもっと広範囲な医学の定義さえ超える地点へと私たちを導く。第Ⅲ期の医学は非局在的(non local)な意識の潜在治癒力に基づくとドッシーは言うが、超越した意識状態に対する彼の理解は、私が本書で何度も説明してきたエッセンスの考え方に通じている。

ドッシーの考えでは、意識が非局在的になり得るのは、「それが、神と同様に、空間的にも時間的にも無限である、つまり『唯一のもの』であるからである」

無限の意識に関するドッシーの考えは、サウンドヒーリングの理論と実践に完全に一致する。私が、個人の患者やグループと一緒に座り、クリスタルボウルが自分たちの声と溶け合って鳴り響く音を共有するとき、私たちの周囲の空間は振動で満ちあふれる。その中で、私たちすべてが1つの普遍的なエネルギーによって結ばれていること、そして、意識が「空間と時間の中で無限である」

ことにはっきりと気付くのである。

あらゆる形に変わる音は、ケン・ウィルバーが「意識のスペクトル」と呼ぶものを横断するために使うことができる。「意識のスペクトル」とは、意識の帯域を意味し、知覚や肉体のレベルから、感情や認知のレベル、究極あるいは超越的なレベルまで広がっている。前に述べたように、私たちはそれぞれのレベルを体得し、梯子の段を上っていくように高い場所に移動していかなければならない。音と声は、それらすべてのレベルで文字どおり鳴り響き、私たちがすべてのレベルを完全に統合し、無限なるものを直接体験するという、究極の意識へ向かうことを助けてくれる。

病気で苦しんでいようと、健康に恵まれていようと、人はみな、大いなるものと精神的につながることに憧れている。しかし、その憧れは、時々、感情に邪魔されて覆い隠されてしまう。私が内科の患者として診ていた59歳の元女優がそうだった。アルコール依存症であるエヴェリンは、ブロードウェーでの数々の成功を収めたにもかかわらず、希望もなく、すべてを諦めて生きてきた。舞台から引退すると、彼女の飲酒はさらにひどくなった。彼女が私の元を訪れたのは、何日も咳が続き、胸に痛みを感じたからだった。彼女の大きな茶色の目は、いつもはとても表情に富んでいるのだが、熱とスコッチの飲みすぎでどんよりしていた。

彼女は、心身の危機に瀕して動揺しているようだった。彼女の病気は重症の肺炎であることがわかった。しかし、この際、飲酒の背後にある問題に正面から取り組まなければいけないと私は感じた。

彼女に答えがないのはわかっていたが、私は、なぜまたお酒を飲んでいるのかと尋ねてみた。彼女の反応は全く予想どおりだった。「わからないわ。時々飲みすぎるだけ」。しかし、その後の言葉に私は驚いた。「自分を傷つけているのはわかってるの。止められればいいんだけど」

「アルコールで、どんな気持ちを麻痺させようとしているのですか？」と、私は単刀直入に聞いた。

彼女は肩をすくめた。「人生そのものかしら」

私はエヴェリンと知り合って数年になり、とても好感を抱いていた。彼女の答えは悲しくなるものだったが、たぶん、その瞬間、私の心が彼女に対して開いていたのだろう、私は直観のひらめきを感じた。子供のころから彼女にのしかかってきた圧倒的な苦悩の重みに、もう少しで手が届き、触れられそうになった。それまで彼女を診てきて、過去に困難な問題を抱えていることは微塵も感じられなかった。にもかかわらず、そのとき、子供のころの彼女に何か恐ろしいことが起きたことがわかった。

「小さいころに、ひどくつらい経験をしたでしょう」と、私は率直に言った。「何か、とても嫌な出来事とか、トラウマになるようなことがありましたか？」

エヴェリンは今でも素晴らしい女優だが、このときだけはショックを隠しきれなかった。「このことは、17歳のときから誰にも話したことはなかったの。ずっと、考えるのも嫌だった」と言いながら、彼女は泣きだした。「考えたって何もいいことはないのよ。どうしようもないの。私の人生はとっくに破滅して終わってるのよ」

「今すぐに、それを解き放つことができます」と私は言った。「ここから出て行くまでに、あなたはその秘密の苦しみから解放されるでしょう」

彼女は目を見開いて、本当にできるんでしょうねというように黙って私を見た。しかし、彼女の表情が変わっていることに私は気付いた。誰かが話を聞きたがっているという事実だけでも、彼女のエネルギーを変えるのに十分であるかのようだった。そして彼女の口から言葉があふれ出てきた。それがあまりに速かったので、その言葉をどれだけ長い間閉じ込めていたかがよくわかった。

彼女は、ペンシルベニアの小さな町で育った。近所中が知り合いで、ドアに鍵を掛けることもなく、誰もが信頼し合っているような土地だ。彼女の隣の家に住んでいた男は、教会の執事で、非常に誠実できちんとした男だった。彼女が5歳だったある雨の日、自宅のガレージで人形遊びをしていると、男がやって来た。彼はドアを閉め、彼女の服の裾をめくり上げ、手で陰部を何度も触った。彼女は何をされているのか理解できなかったが、男の奇妙な表情から、それが悪いことであり、それを男に許したことは、たとえ許可を求められたわけではなくても、とてもいけないことであるのがわかった。

男が去ると、彼女は汚れてしまったと感じた。何かおそろしく間違ったことをしてしまったかのように感じた。罪悪感を抑えることができなかったので、彼女は思いきって母親に打ち明けた。「この、嘘つき！」と母親は怒鳴ると、彼女の顔を強くたたいた。「あの人がそんなことをするわけないでしょ！」

しかしエヴェリンには自分の言っていることが嘘でないことはわかっていた。男が次に彼女に触れてきたとき、彼女は男から逃げることを覚えたので、その後はそういうことは起こらなくなった。しかし、母親があんな反応をしたのだから、自分はとても悪い子に違いないという確信は消えず、自分を恥ずかしく汚れた存在だと思う気持ちは変わらなかった。

高校に入ると男の子たちからデートに誘われるようになったが、彼女はほとんど断った。OKすることがあっても、ビールを2杯ぐらい飲むまではいい気分になれなかった。時には男の子に「好きにさせる」こともあったが、どうだっていいと思っていた。彼女はもう汚れていたのだから。17歳になり、高校の卒業が間近になったとき、彼女はその問題をもう一度母親に話してみようと決心した。彼女はもうほとんど大人だというのに、母親の反応は前よりもさらに理解し難いものだった。「そんなことは起きなかったの」と母親は断言した。そして、二度とその話を持ち出すんじゃないと釘を刺した。

そのときからエヴェリンの飲酒癖はひどくなった。「お酒を飲んだのは、しばらくの間、罪の意識や嫌な気持ちを感じなくてよかったから」と彼女は言った。「たくさんの男と付き合ったけど、誰とも結婚しなかったわ。誰一人として信頼できなかったの」

説得するのにすごく苦労したが、結局、エヴェリンは、音と瞑想とビジュアライゼーションを組み合わせ、苦しみの源泉を探そうという私の提案を受け入れた。すると突然エヴェリンは、母親に対する、すさまじい怒りを表した。彼女が話した真実を否定し、本来負うべき人間の代わりに彼女に恥辱の重荷を負わせたのは母親であると感じ始めたのだ。彼女は、生まれて初めて、自分には治癒が必要だということを理解した。

エヴェリンのような、罪悪感と怒りにあふれているような患者には、音による治療が、心理療法の効果を非常に高める手段になることがある。心理療法を続けていくうちに、彼女は、悪夢を見てよく眠れないと訴えた。すごくいらいらして、怒りっぽくなり、すぐ涙が出るようになったとも言った。私は、あんなことがあっても信用してもらえなかった経験がある小さな女の子のことを考えてみてほしいと言った。その子の気持ちを声にしたらどんな声になる？　罪悪感を声にしたら？　怒りはどうだろうか？

エヴェリンは小さなすすり泣きをもらしたが、それは少女の泣き声だった。声というより、うめき声にすらなっていなかった。そこで、私は彼女にライフソングを考えるように勧めた。私は彼女のためにボウルを奏で、2人で一緒にbija（ビジャ）マントラをチャントした。そして、私の誘導でビジュアライゼーションを行い、彼女に、苦しみの声について、その声が「エッセンス瞑想」によってどう変わっていくかについて想像してもらった。

エヴェリンが、ウィルバーの言う意識のスペクトルを横断したとき、彼女に訪れた変化は、はっきりと目に見えるものだった。その日から彼女は飲酒を止めた。彼女は心と魂が癒されると同時に、アルコール依存症からも回復したのである。

エヴェリンの健康への旅は、治癒による変化が十分私たちの手の届くところにあることを示している。平穏を手に入れ、エッセンスと同一化するために、遠い国の山頂まで旅をして静かに瞑想する必要はない。音や、瞑想や、その他の心の療法を使うだけで、ラリー・ドッシーが「身体の音楽」と呼ぶものを聴くことができるのである。

私は、第Ⅲ期の医学が、次のような、音を使う療法を取り入れるときが来ることを願っている。

◎命に関わる病気や慢性疾患の患者のグループに対して、クリスタルボウルやその他の楽器を使用することによって、生理学的な同調を起こし、心理精神的にも向上させていくこと。

◎手術結果の向上、疼痛《とうつう》管理、免疫促進、心臓血管の健康、および気分障害の治療のために、広く音楽療法を実施すること。

◎医療従事者が治癒における声の役割を認識し、看護師や医師自らが、感情表現、感情の解放、創造性向上、ヒーリングのための、トーニングとチャントの基本的技法を身につけること。

◎病院やホスピスにおいて、終末医療に音楽を取り入れることによって、無数の患者が安らかに死を迎えられるようにすること。

◎声や音楽を使う治療法が、身体の器官、組織、細胞、およびDNAに、分子やエネルギーの面でどのように関係し、影響を与えるのかについて、医学界が積極的に研究すること。

現代医学は、すでに相補医療的アプローチの導入を拡大しつつあるが、私の念願は、もちろん、現代医学が上記の目標の実現に向けて努力し、研究に資金を投入し、国中のさまざまな医療機関で声や音楽を使った治療を実行することである。

しかし、現実にそうした発展を促進するのは、医療の消費者である患者のほうだと考えている。今、患者は、自分の経験や直観から、声と音楽が驚くほど強力な治癒のツールであることを認識し始めている。

医療の人間化は、主として患者主導の現象なので、まもなく声や音楽を取り入れ始めるだろうと、私は考えている。そのことをヘレン・ボニーは極めて的確に述べている。「医療は、身体と心と魂を統合する総体的なアプローチへと向かっていくにつれて、さらに音楽に近づいていく。なぜなら、音楽は常に、人間の全体的存在と関わってきたからだ」

優れた技術を持ち、しかも人間味あふれた医療に、声や音楽が普通に取り入れられる日が来たら、医師と患者は共に協力し合って、人間の魂の天翔ける可能性を解き放つことができるだろう。

謝辞

何よりもまず、常に変わらぬ愛と励ましを与えてくれた妻のキャシーに感謝したい。また、知恵と、思いやり、癒しを授けてくれたナラヤニ・アンマに感謝を捧げる。その癒しは、インドのベロールにあるピーダムで生み出され、今も世界に施されている。デボラ・チェルには、創造力の糧《かて》となる情報と編集上のサポートで言葉にできないほどお世話になった。彼女がいなければ、この本は書けなかっただろう。私のエージェントのジム・レヴィーンは、本書を結実させるために、常にポジティブな刺激を与えてくれ、洞察を働かせ、賢明さを発揮してくれた。この本の実現のために共に努力してくれたシャンバラ社の素晴らしいチームの面々、中でもジョエル・シーゲルにお礼を言いたい。また、ワイルコーネル相補統合医療センターのすべての医師とスタッフに特別な謝意を表する。同センターは、ホリスティック医療と栄養に関する科学研究に一貫して取り組んでいる。

次に挙げる人々は、音、音楽、心身相関治癒の分野に関して、惜しみなく時間と専門知識を与えてくれた。ブラカ・エイドレジン、フィービー・アトキンソン、ジョセフ・マーク・コーエン、シュラミス・エルソン、スティーブン・ハルパーン、シェリー・キャッシュ（認定音楽療法士、認定ソーシャルワーカー）、ゴビンダ・マクロスティー（東洋医、自然療法医）、ホリス・メルトン、ジム・オリバー、コン・ポタニン（医学博士）、ジル・パース、マーク・ライダー（博士）、リンダ・ロジャーズ（認定ソーシャルワーカー）、マヤ・ティワリ、ジェフリー・トンプソン（カイロプラクティック医）、アリシア・トロンブラ。心身相関分野において惜しみなく時間と知識を与えてくれたヘンリー・ドレアーには、特に感謝している。

最後に、私自身の成長と医師兼ヒーラーとしての能力の向上を促進してくれた、私の師たちに感謝の念を捧げたい。ラリー・ドッシー博士、ロバート・ジャッフィ博士、フラン・リッチー、シャルパ・リンポチェ、ロン・ヤング、マサヨシ・ヤマグチ、バド・リッキー博士。

ミッチェル・ゲイナー

解説　増川いづみ——音による人類と宇宙との調和へ

大きく変貌していく社会

経済、金融、社会、地球の自然環境全般も、難しい問題を多く抱えていますが、抜本的に解決するには、通らなくてはならない道であり、その道で、私達は今までの多くの過ちと気づきと学びを得ることが出来るのではないかと思います。

科学も医療も人類、社会の発展のためにと世界各国で巨額の資金と歳月を投入してきたにも拘《かか》わらず、その結果は、まさにガンジーの残した七つの社会的罪の中でも特に、理念なき政治、良心なき快楽、人格なき学識、道徳なき商業、人間性なき科学が反映されたのが現在の社会状況だと言えます。特に科学の発展の果てに、原発やプラズマ兵器、また気象兵器の疑いが高いＨＡＡＲＰ《ハープ》（オーロラ観測装置と言われている）やケムトレイルなど、人類のためではなくむしろ逆のスパイラルに向けての実験や開発はどこまで続くのでしょうか？

スイスのCERN（欧州原子核研究機構）で地下100mに設置されている大型ハドロン衝突型加速器が、本当に人類の平和のために生かされるのでしょうか？　加速器の中では、非常に不安定なヒッグス粒子が飛び交い、約362メガジュールという巨大なエネルギーを持ち、例えば500kgの銅を溶かすのにわずか10分だというのです。最近起きた加速器を加速させすぎた事故は、次元の扉が開いてしまったのか、ある科学者がミニブラックホールに吸い込まれ行方不明になっているほどの危険性も伴っています。地球上の各地で起こっている、大地の陥没や隆起現象や、異常気象現象の一部は、ここでの実験が影響していると言われています。

医療分野においても科学の発達により検査方法や医療機器類や薬品類が目覚ましい進歩をみせているはずですが、なぜ年々病人の数も医療費や難病も病名も増え続け、苦痛の度合いも増しているように見えるのでしょうか？

万物の生命の調和こそが、存続の道

今までは、見えざるもの、聞こえざるもの、触れざるものなど、知覚不能なものの存在が軽視されてきました。しかしながら欧米での多くの科学者の証明やこの本の著者のミッチェル・ゲイナー博士のように、それらの重要性を認めている医師達により、従来の分析や、医薬品や手術に頼る医療神話が確実に崩れ始めているようです。従来の副作用の強い薬の投与や悪い部分を切除するという根幹治療ではない手術や処方に対して、人間を機械の部品の集まりのように見るのではなく、あらゆる臓器も筋肉も神経も全て繋《つな》がった一つの生命体として考察することが重要だとするホリスティックな医療に対する人々の潜在的な変化を時代の波が後押ししているようです。ただし、あまりにも進行が早いガンなどの場合、一時的に化学療法をしないと間に合わない場合は、双方とも融合して考えるのも一案ですし同じ病でも個々の体力や、過去の病歴、日ごろの食生活やストレス度、精神力、回復力が違うという多様性を重視することも大事なことだと思います。

2万6000年に一度の地球の自転の歳差運動のサイクルは、まさに、私達に大きな気づきの波を発振してくれているかのようです。今までの競争原理や差別化、二分化思考にもとづいた、勝ち負け、白か黒、善か悪かに分ける二極性の社会は、それを超越して、一極性へと向かっているような気がします。地球上に生息する多様な美しい植物や動物達、少数民族から異星人までも、元をたどると系統樹的発生に即してどの種も一つの幹から始まったのです。それぞれを個々に尊重しながら、分化していった多様な生命の在り方を尊重することが調和と平和に繋がるでしょう。

昨年（2015年）ごろから増々世の中や人々の意識が加速的に変化しているような気がしています。

私のスクールにいらっしゃる方々の、意識の変化、生活の変化や変容も今年になって特に著しく早いようです。スクールに参加された直後に自分の天命を知り仕事をおやめになったり、直感的に今いるところが危ないと気づき、すぐに引っ越しの準備をしたり、思い通りの物件が見つかってすみやかに引っ越しなさったりしている方々もいます。また突然全てに慈《いつく》しみの感情が湧き出てきて、誰に強制されるのでもなく突然肉を口にすることが嫌になった方もいます。また自分の怒りの原因の根本が、人を知らずに傷つけてきた言動にあったことに突然気づいたりした方などもいます。それなども皆、世界中で起こっている変化、変容の波に影響し合っているのだと思います。

結局エネルギーの法則からすると、全ての物は、振動しながら繋がり、影響し合い、進化・変容していきます。究極は「あなたは私」であり「私はあなた」と全てが一体化していく意識が統合意識に繋がり、大いなる調和現象を生み出します。

あらゆる境界を超越する「音」

何故音なのか？　それは音のみが、惑星間、国、民族、文化、言語、肌の色、性別、個体間の境界の区別をこえて、目には見えなくとも、音により響き合うことが出来るのです。

さらに私達の臓器はそれぞれ固有の振動を奏《かな》でながら、体内にある全ての臓器や、その他の様々な分泌腺、管類、血液、リンパ液、細胞内液、そして全ての微細な細胞類、神経系などと調和して生命の営みを存続させています。それらは、全て振動し音を奏でているのです。またそれぞれの臓器やチャクラは、星々との繋がりが深く、仙骨のチャクラは月と、心臓は太陽と、第三の目のチャクラや腎臓は金星、肝臓等は木星と繋がっています。また、細胞が多層構造を持つように、私達の存在さえ多次元性であることが様々な分野の総合的な研究者のコラボレーションにより明らかになってきています。

また何度も輪廻転生している私達は、過去や過去世とも繋がり、途切れのない音により、それらの時間軸を超越することが出来るのです。私達の可聴域以外でも音は響き、宇宙の果てまで、地球内部や核まで、途切れることなく、高音域も低音域も倍音で繋がっているのです。その音の特殊性と総合性が、私達の心身や魂の深部に押し込められている、過去の思い出したくないこと、恐怖の体験、長期間蓄積した怒りの感情などを浮かび上がらせたり、本人さえ気づかなかったことを思い出させたりするのです。大抵あらゆる病気は、魂の振動すなわち音の歪《ひず》みであり、その歪んだ波が、ゆがんだ形を物理的に作り、ストレスホルモンの分泌にも多大な影響を与えるのです。ですから、魂、心の安定が、深いリラックスを身体にももたらし、幸せな感情も歪んでいない魂の状態から顕現されます。

ゲイナー博士は、主にシンギングボウルや誘導瞑想、そしてグレゴリオ聖歌を学ぶよりもはるかにシンプルなビジャマントラを活用して患者本人の心の深部に入り深い傷の癒し方を教えていました。さらに患者さんが自ら作ったライフソングを発生することにより、より深い本人のみの心の深部に入っていくことが出来たのだと思います。

シャーマニズムとホリスティック医療

少数民族や、ネイティブの長年の伝統社会から発生した癒しの療法は、メディシンマンやメディシンウーマンにより、古くから部族に伝わり、代々口伝されてきたものが多いのですが、日々の日常に役立つものから、特別な儀式や祀り用まで多々あります。私も、ナバホ、ホピ、スーやチェロキーインディアンやニュージーランドのマオリ族、オーストラリアのアボリジニ、アマゾンのコニーボ族やヒバロ族等々のメディシンウーマンやマンから様々なことを学びましたが、その学びは多種多様であり、自己の精神の探求、集合意識の探求、薬草や鉱物の活用の仕方、樹木や大自然との一体化、宇宙意識や神の存在の多次元性など奥深く、私の学びはまだまだ入口に過ぎないとつくづく思います。ドラムや笛やガラガラを用いて、非日常的なリアリティーの世界（トランス状態）に入り、隠されている自身の過去や、宇宙の叡智をヴィジュアルで見たり、体感するのです。まさに自己変容した自分のリアルな非日常の中で古代からの様々な方法論に目覚めたり、自己治療を始めたり、自己のパワーを高めたりすることも出来るのです。これらは、古代のホリスティック医療であり、現在のホリスティック医療はその現代的再現と言えるでしょう。宗教とも関係なく、魔術でもなく、心と体と魂の調和によって到達する宇宙との深い繋がりによる自然な自己治癒への導きと言えるかもしれません。

ミッチェル・ゲイナー博士への追悼文

ミッチェル・ゲイナー博士は、音を活用して、重度の患者さんを沢山救い、まだまだこれからという時に、昨年（２０１５年）の秋に59歳という若すぎる年齢でこの世を去り、しかも不審死だったことを知り大変残念でなりません。同年その数か月前にも同じようにホリスティック医療を推進していたニック・ゴンザレス博士も不審な死を遂げています。

すこぶる健康で、多くの患者さんを本来の状態に導くためにシンギングボウルなどの音を使い、分け隔てなく、一人一人誠心誠意尽くして真剣に向き合ってきた素晴らしい医師と評判の方でした。

ゲイナー博士とは、知人の紹介で一昨年の冬にお会いしていますが、その誠実さにあふれた態度やお話の仕方や優しさや信頼感にあふれる声のトーンを耳にするなり、不思議な感覚を感じたのをよく覚えています。音叉のことはまだよく知りませんでしたが、これから勉強したいとお話しされていました。安定したリズムとゆったりとした優しい話し方でお話しするだけでもたっぷりと癒されました。ご自身の患者さんには、直感に基づいた質問力や、音を使った様々な瞑想誘導により、苦しみの最中にある多くの患者さんを個々の本質的な問題へと導き、光あふれる世界へと導いたことでしょう。医師であるゲイナー博士によって、人の心・身・魂と音との深い関係性が多くの実証例により明らかになり、音を使った先端の医療こそが古代の叡智であるシャーマニックな治療と繋がっているということが確信されました。音が医療の一環として取り込まれていくことで、多くの人が奇跡的に治癒されていくという実証を重ね、人類のために素晴らしい功績を残されたことに心より感謝いたします。

増川いづみ

※本書は『THE HEALING POWER OF SOUND』を新たに翻訳したものです。同じ著者による『SOUNDS OF HEALING』（邦題『音はなぜ癒すのか』２０００年9月10日刊行）と内容はほぼ同じものです。

●ミッチェル・ゲイナー　Mitchell L. Gaynor
1956年生まれ。医学博士。統合腫瘍学の先駆者で、ストラングがん予防センター腫瘍科科長、ワイルコーネル医科大学統合医療センター腫瘍科科長などを務める。統合医療に関する著作も多い。2015年死去。

●増川いづみ　Masukawa Izumi
東京都生まれ。ミシガン州立大学で栄養学および電子工学の博士号を、MITで量子力学の修士号を取得。水への興味から始まり、生物分子学、マリンバイオロジー、地質学、発酵学、鉱物学、薬草学、古文献など、分野を超えた多岐にわたる研究に従事。近年は音による振動治療を応用したサウンド療法に集中し、人と地球の健康と生命のバランスをテーマにしている。テクノエーオーアジア代表取締役。
著書に『水は知的生命体である』（共著、風雲舎）、『ウォーター・サウンド・イメージ』（監訳・解説、ヒカルランド）、『いのちの調律』（きれい・ねっと）、『古代のスピリットと共に《すべてを超えて》生きよう』（ヒカルランド）などがある。
http://www.tecnoao-asia.com　電磁波（テクノAO）
http://www.flowforms.co.jp/　水（フローフォーム）、ユニヴァーサルバランス主宰
http://www.lifetune.jp　音（サウンドヒーリング）

●神月謙一　Kanzuki Kenichi
翻訳者。東京都立大学人文学部卒業。
翻訳書に『社員を動かす社長のカリスマ仕事術』（ダイレクト出版）などがある。

THE HEALING POWER OF SOUND
なぜ音で治るのか？
音と波動が持つ、驚くべき治癒力

第一刷 2016年8月31日
第五刷 2024年7月17日

著者 ミッチェル・ゲイナー（医学博士）
監修 増川いづみ
訳者 神月謙一

発行人 石井健資
発行所 株式会社ヒカルランド
〒162-0821 東京都新宿区津久戸町3-11 TH1ビル6F
電話 03-6265-0852 ファックス 03-6265-0853
http://www.hikaruland.co.jp info@hikaruland.co.jp
振替 00180-8-496587

本文・カバー・製本 中央精版印刷株式会社
DTP 株式会社キャップス
編集担当 石森 愛

ISBN978-4-86471-408-2

量子オーガニックサウンドを作り出す、
唯一無二の音響空間
ヒカルランド本社1階に誕生!

Hi-Ringo Yah!

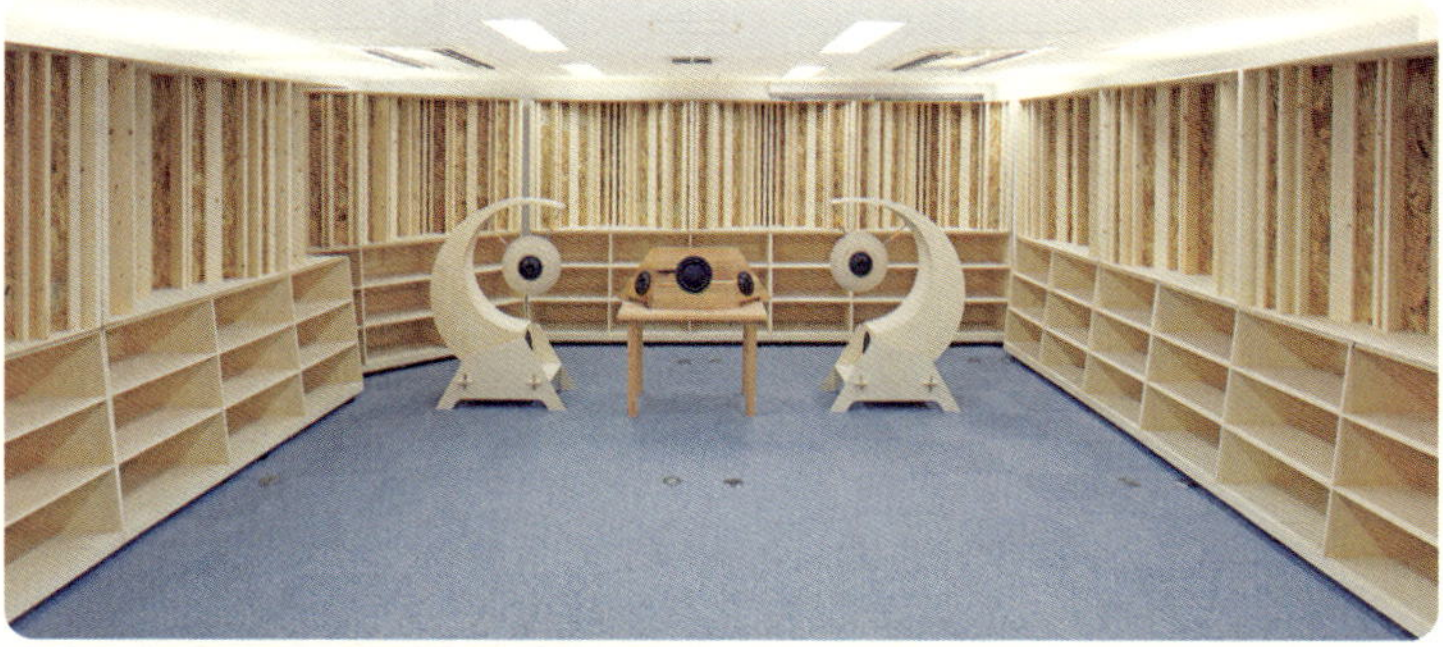

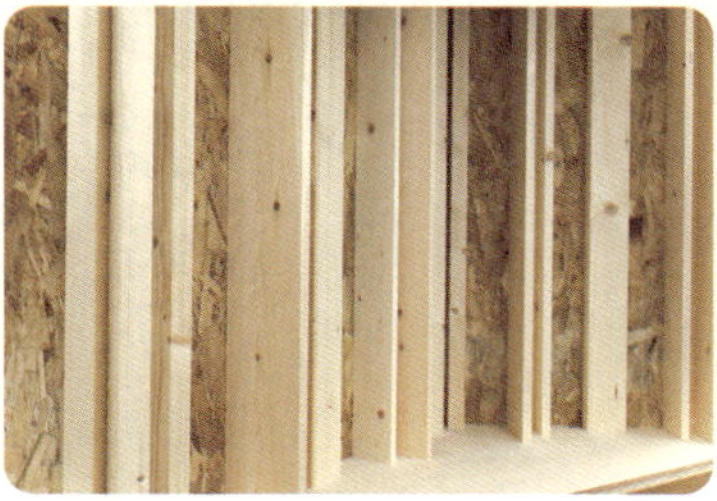

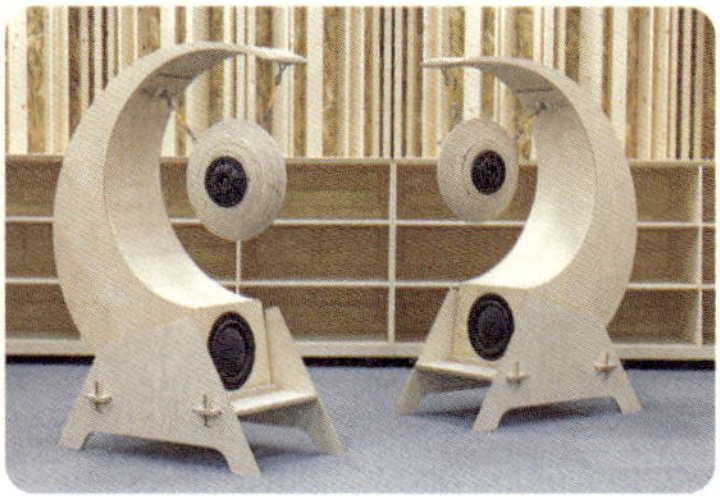

“音のソムリエ”こと藤田武志さんが設計ディレクションを担当した、ヒカルランド本社1階にある「Hi-Ringo Yah!」(通称ヒーリン小屋)。ここは日本が世界に誇る音響建築のプロ「田口音響研究所株式会社」の手によって実現した、唯一無二の量子オーガニックサウンドが味わえる空間です。演奏をメインとした音楽イベントや、レコーディングに適した空間にするため、スタジオ全体に反響版(リフレクター)が設置されているのがポイント! 音は、空気中の分子の振動。それらの振動が「どのような振る舞いをするのか」が考慮されているこの空間では、音を聴いた時の体感がまるで違います。反響版によって反射した音の周波数はすべて異なるようコントロールされているので、楽器の響きがスタジオ全体へと広がり、空間のどこで聴いても違和感がなく、音が心身に染み渡るように感じるのです。量子パワーも加わって、聴く人を芯から最適化。あなたも一度足を運んで、音の中に身を浸す“音浴”を体験してみてください。

増え続ける電磁波から身を守る強力な電磁波対策グッズ「テクノ AO シリーズ」。5G対策にも！

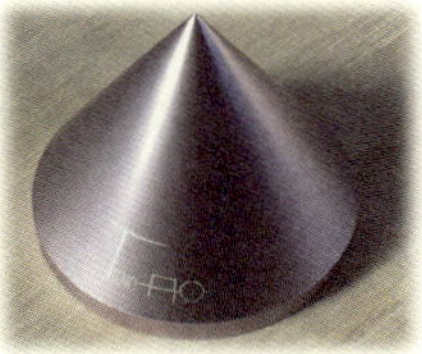

昨今私たちを取り巻く電磁波は、次に挙げるように増加の一途をたどり、人体への影響は深刻化しています。

● スマートフォンの普及

スマートフォンは従来の携帯電話よりも電磁波が強く、常に触れているため、超低周波を受ける量が格段に増しています。無線 LAN（WiFi）や Bluetooth の設置・利用も拍車をかけています。

● 通信機器の増加と5 Gサービスの開設

電車や飛行機の電磁波による健康被害は以前より危険視されていましたが、GPS などネットワークシステムの拡大や5 Gサービスの開設といった通信技術の発展で電磁波はさらに増え続けています。今後、電気自動車、ハイブリッド車は確実に普及していきますので、さらに身の周りに電磁波があふれることになります。

● 宇宙からの電磁波増大

地球の地磁気が弱まっており、宇宙から降り注ぐ有害な電磁波の影響は増しています。太陽フレアや太陽に巨大なコロナホールが観測されたことは近年話題にもなりました。

さらに、スマートメーターや太陽光パネルなど電磁波の影響をもたらすものが爆発的に増加しており、もはや逃げ場のない環境になっていると言えます。

電磁波は細胞や遺伝子を徐々に破壊していき、人間の脳や心臓、自律神経へ害を与えていきます。人のα波の周波数が乱れてくると、様々な不調やストレス症状、さらには脳梗塞や心筋梗塞、脳の発達障害を引き起こす要因にもなり、危険な症例も出ています。このような電磁波における状況が深刻化する中、電磁波対策は年々その必要性が高まってきています。

テクノ AO シリーズ その他ラインナップ

５G時代を生き抜く電磁波対策
「テクノ AO PC-15」が進化！

電磁波対策の決定版「テクノ AO シリーズ」のロングセラー商品「テクノ AO PC15」が装いも新たに「PC16」となって新登場！

美しいフラワーオブライフの装飾は、最新のデバイス機器のデザインも損なわない設計となっています。

第五世代移動通信システム「５G」の普及により、電磁波の影響がますます強まっていることが懸念されています。「PC-16」はパソコンやスマホ、テレビゲーム、IH 調理器、冷蔵庫、オーディオなど家電全般に対応。有効範囲は直径約７～９メートルとなっており、置いておくだけでお部屋全体をカバーできます。今後の５G対策にぜひお役立てください。

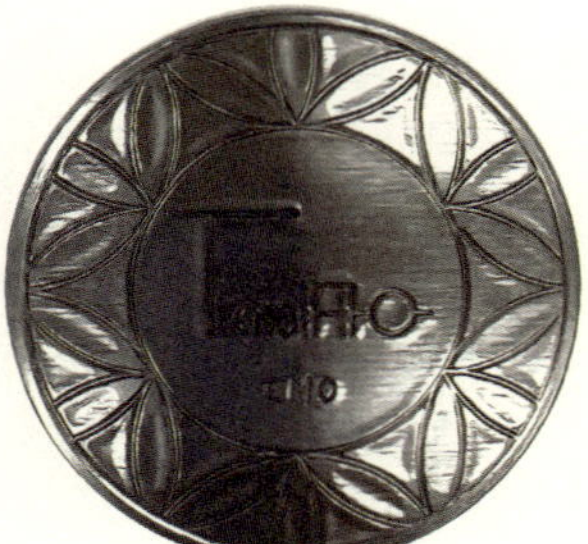

テクノ AO PC16

21,500円（税込）

サイズ：［直径］22㎜、［厚さ］2.5㎜
重量：2.5g
有効範囲：直径約7 ～ 9 m
使用期限：２ 年

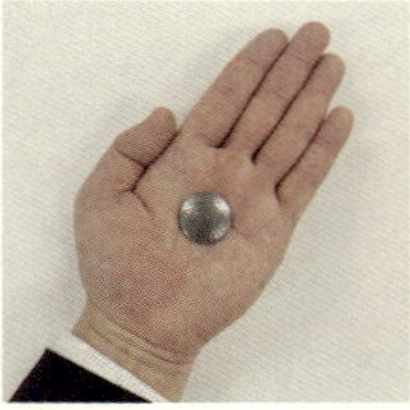

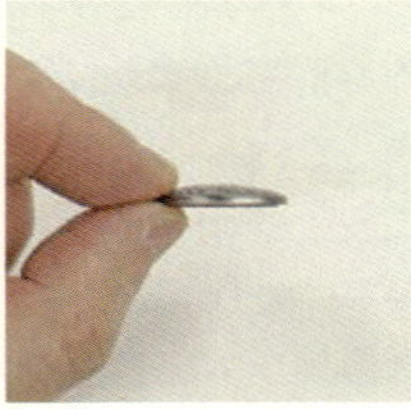

直径約2 ㎝、厚さ約3 ㎜というコンパクトサイズながら、有効範囲は7～ 9 m と広範囲。家電製品全般、スマートフォン、パソコン、タブレット端末、オーディオ等、電磁波が気になる箇所に。人体に影響をおよぼす人工的な電磁波を、生体になじむ波動に変換します。

ご注文はヒカルランドパークまで TEL03-5225-2671　https://www.hikaruland.co.jp/

＊ご案内の価格、その他情報は発行日時点のものとなります。

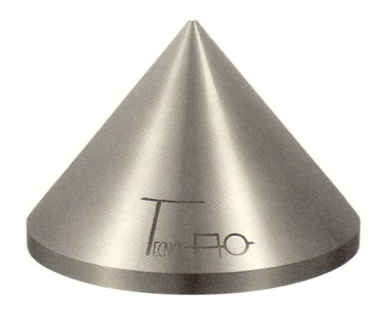

本といっしょに楽しむ イッテル♥ Goods&Life ヒカルランド

量子Ｑサウンド再現率が抜群のスピーカー

光楽園
（レイビレッジ）
宿泊施設にも設置

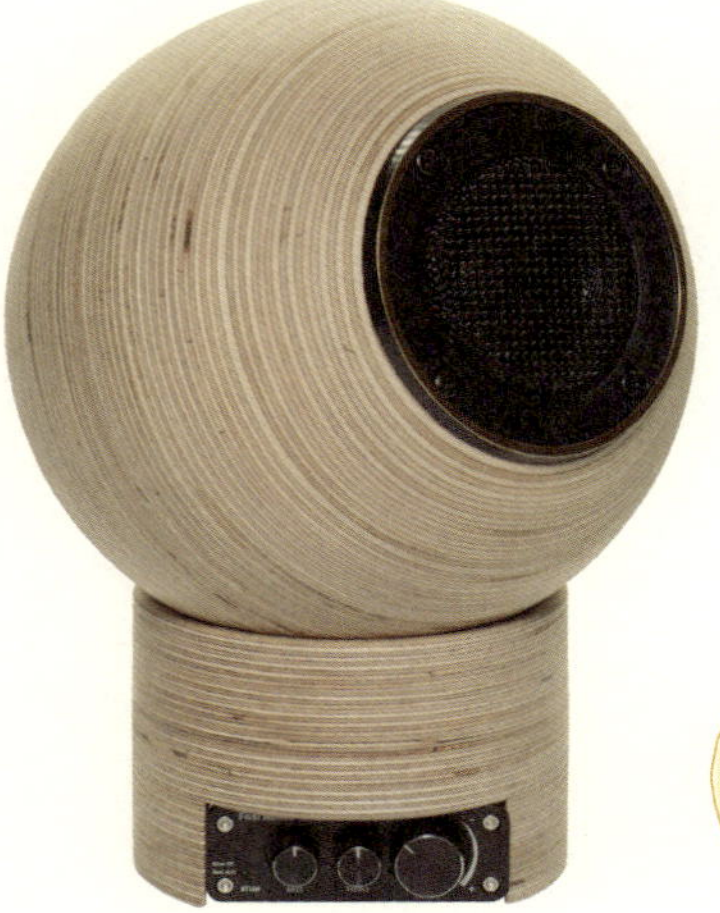

WQE
加工商品

Hi-Ringo Special
【球面波・Ｑ・球】スピーカー

300,000円（税込）

サイズ：[本体] 直径約200mm、[台座] 直径約135mm×高さ87mm、[アンプ] 縦120mm×横85mm×高さ30mm　重量：[本体「（台座含む）] 約1,620g、[アンプ] 約260g　入力：3.5mm外部入力端子×1、Bluetooth5.0、2.0ch　インピーダンス：8Ω×2　周波数特性：130〜23kHz×2　出力音圧：83dB/W×2　入力：24W×2　アンプ出力：50W×2　電源：19V ACアダプター（80×240V）付属品：専用アンプ（Fosi Audio BT10A）、ACアダプター

※試聴も可能です。詳細はお問い合わせください。

※1つひとつ手づくりのためお渡しまで時間がかかります。予めご了承ください。

ご注文はヒカルランドパークまで TEL03-5225-2671　https://www.hikaruland.co.jp/

＊ご案内の価格、その他情報は発行日時点のものとなります。

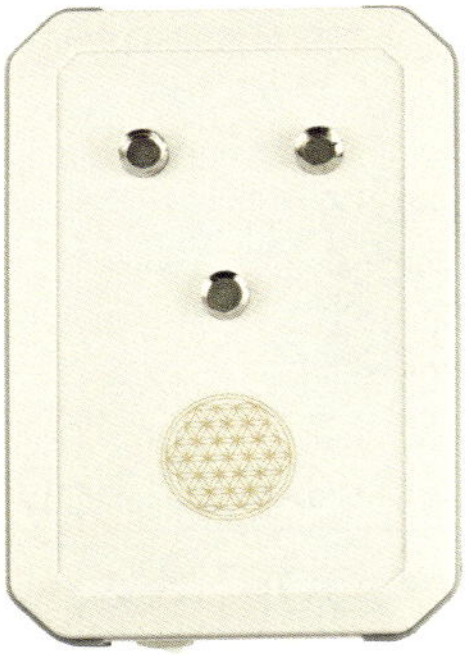

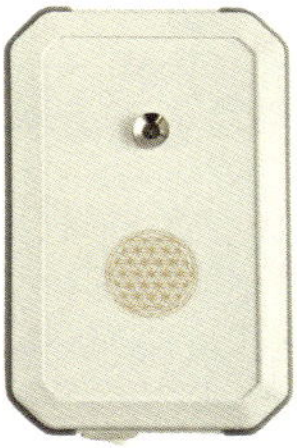

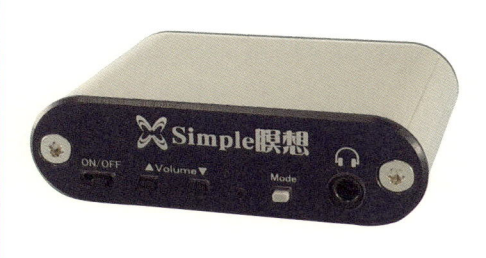

自然の中にいるような心地よさと開放感が
あなたにキセキを起こします

元氣屋イッテルの１階は、自然の生命活性エネルギーと肉体との交流を目的に創られた、奇跡の杉の空間です。私たちの生活の周りには多くの木材が使われていますが、そのどれもが高温乾燥・薬剤塗布により微生物がいなくなった、本来もっているはずの薬効を封じられているものばかりです。元氣屋イッテルの床、壁などの内装に使用しているのは、すべて45℃のほどよい環境でやさしくじっくり乾燥させた日本の杉材。しかもこの乾燥室さえも木材で作られた特別なものです。水分だけがなくなった杉材の中では、微生物や酵素が生きています。さらに、室内の冷暖房には従来のエアコンとはまったく異なるコンセプトで作られた特製の光冷暖房機を採用しています。この光冷暖は部屋全体に施された漆喰との共鳴反応によって、自然そのもののような心地よさを再現。森林浴をしているような開放感に包まれます。

みらくるな変化を起こす施術やイベントが
自由なあなたへと解放します

ヒカルランドで出版された著者の先生方やご縁のあった先生方のセッションが受けられる、お話が聞けるイベントを不定期開催しています。カラダとココロ、そして魂と向き合い、解放される、かけがえのない時間です。詳細はホームページ、またはメールマガジン、SNSなどでお知らせします。

元氣屋イッテル（神楽坂ヒカルランド　みらくる：癒しと健康）
〒162-0805　東京都新宿区矢来町111番地
地下鉄東西線神楽坂駅２番出口より徒歩２分
TEL：03-5579-8948　メール：info@hikarulandmarket.com
不定休（営業日はホームページをご確認ください）
営業時間11：00〜18：00（イベント開催時など、営業時間が変更になる場合があります。）
※ Healingメニューは予約制。事前のお申込みが必要となります。
ホームページ：https://kagurazakamiracle.com/

元氣屋イッテル
（神楽坂ヒカルランド みらくる：癒しと健康）
大好評営業中!!

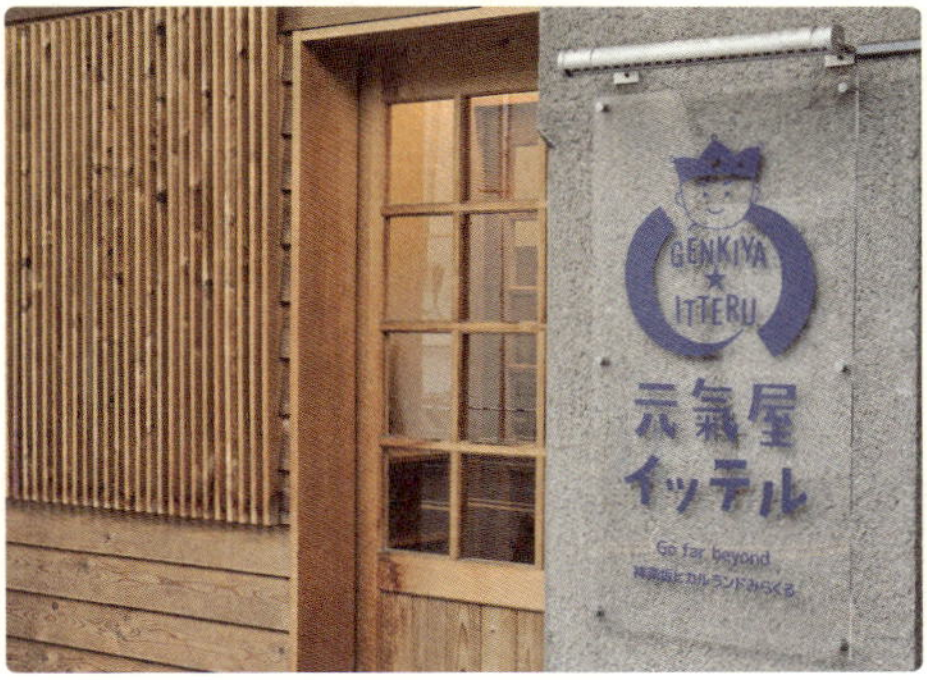

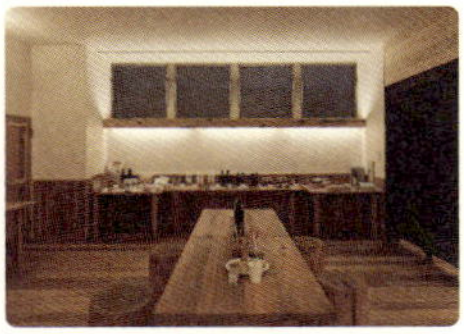

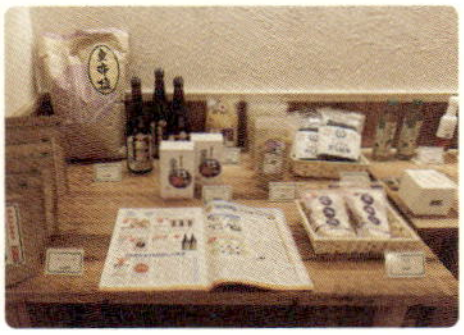

宇宙の愛をカタチにする出版社　ヒカルランドがプロデュースしたヒーリングサロン、元氣屋イッテルは、宇宙の愛と癒しをカタチにしていくヒーリング☆エンターテインメントの殿堂を目指しています。カラダやココロ、魂が喜ぶ波動ヒーリングの逸品機器が、あなたの毎日をハピハピに！　AWG、音響チェア、タイムウェーバー、フォトンビームなどの他、期間限定でスペシャルなセッションも開催しています。まさに世界にここだけ、宇宙にここだけの場所。ソマチッドも観察でき、カラダの中の宇宙を体感できます！　専門のスタッフがあなたの好奇心に応え、ぴったりのセラピーをご案内します。セラピーをご希望の方は、ホームページからのご予約のほか、メールで info@hikarulandmarket.com、またはお電話で 03 − 5579 − 8948 へ、ご希望の施術内容、日時、お名前、お電話番号をお知らせくださいませ。あなたにキセキが起こる場所☆元氣屋イッテルで、みなさまをお待ちしております！

ソマチッド

暗視顕微鏡を使って、自分の体内のソマチッドを観察できます。どれだけいるのか、元気なのか、ぐったりなのか？　その時の自分の体調も見えてきます。

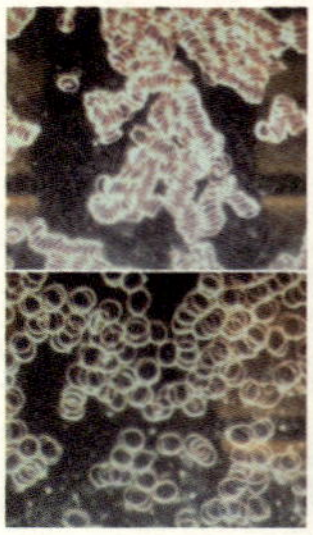

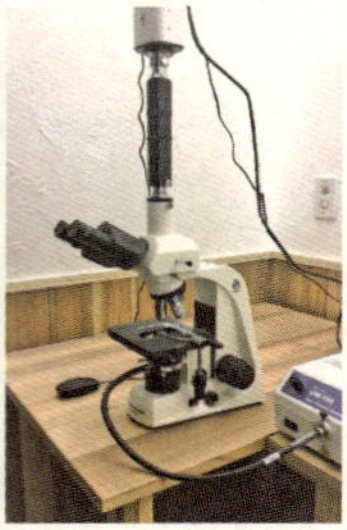

A. ワンみらくる（1回）　1,500円
B. ツーみらくる
（セラピーの前後比較の2回）　3,000円
C. とにかくソマチッド
（ソマチッド観察のみ、波動機器セラピーなしの1回）　3,000円

※ A、B は 5,000 円以上の波動機器セラピーをご利用の方限定

【フォトンビーム×タイムウェーバー】

フォトンビーム開発者である小川陽吉氏によるフォトンビームセミナー動画（約 15 分）をご覧いただいた後、タイムウェーバーでチャクラのバランスをチェック、またはタイムウェーバーで経絡をチェック致します。

ご自身の気になる所、バランスが崩れている所にビームを 3 か所照射。

その後タイムウェーバーで照射後のチャクラバランスを再度チェック致します。
※追加の照射：3000 円 /1 照射につきご注意
・ペットボトルのミネラルウォーターをお持ちいただけたらフォトンビームを照射致します。

3照射　18000円（税込）
所要時間：30〜40分

人のエネルギー発生器ミトコンドリアを
40億倍活性化！

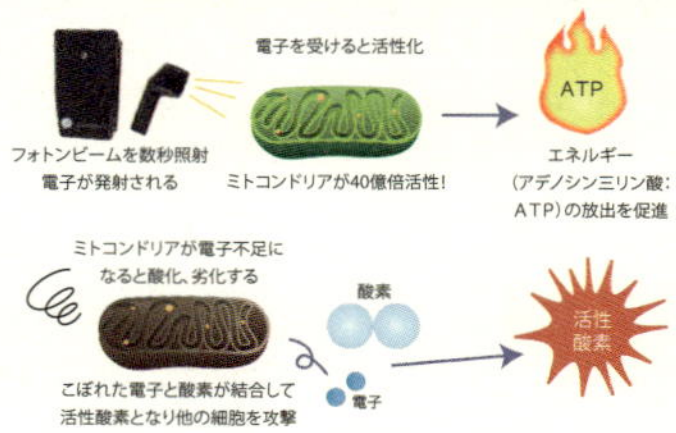

ミトコンドリアは細胞内で人の活動エネルギーを生み出しています。**フォトンビームをあてるとさらに元気になります。光子発生装置であり、酸化還元装置であるフォトンビームはミトコンドリアを数秒で 40 億倍活性化させます。**

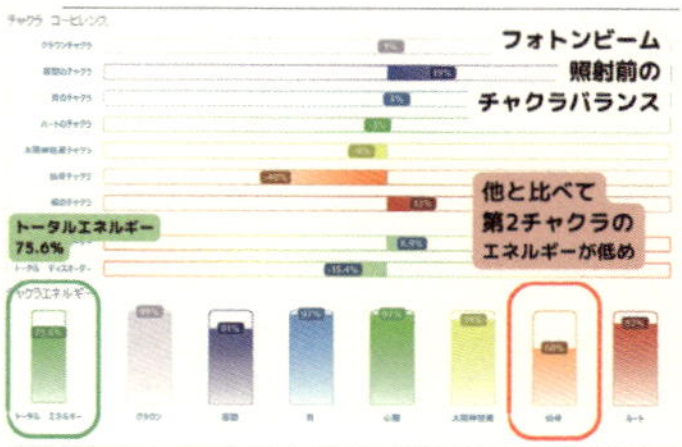

ハピハピ《ヒーリングアーティス》宣言！

元氣屋イッテル（神楽坂ヒカルランドみらくる：癒しと健康）では、触覚、聴覚、視覚、嗅（きゅう）覚、味覚の五感を研ぎすませることで、健康なシックスセンスの波動へとあなたを導く、これまでにないホリスティックなセルフヒーリングのサロンを目指しています。ヒーリングは総合芸術です。あなたも一緒にヒーリングアーティストになっていきましょう。

AWG ORIGIN®

電極パットを背中と腰につけて寝るだけ。生体細胞を傷つけない69種類の安全な周波数を体内に流すことで、体内の電子の流れを整え、生命力を高めます。体に蓄積した不要なものを排出して、代謝アップに期待！ 体内のソマチッドが喜びます。

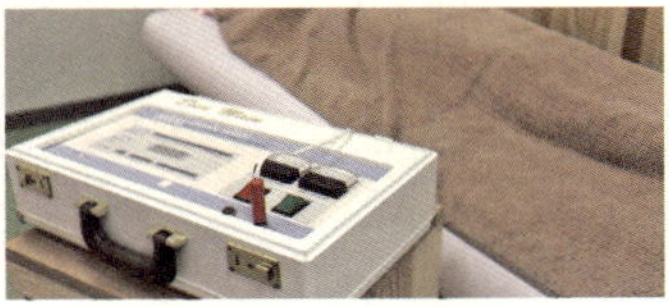

A. 血液ハピハピ&毒素バイバイコース
（60分）8,000円

B. 免疫 POWER UP バリバリコース
（60分）8,000円

C. 血液ハピハピ&毒素バイバイ＋
免疫 POWER UP バリバリコース
（120分）16,000円

D. 脳力解放「ブレインオン」併用コース
（60分）12,000円

E. AWG ORIGIN®プレミアムコース
（9回）55,000円
（60分×9回）各回8,000円

プレミアムメニュー

①血液ハピハピ&毒素バイバイコース
②免疫 POWER UP バリバリコース
③お腹元気コース
④身体中サラサラコース
⑤毒素やっつけコース
⑥老廃物サヨナラコース
⑦⑧⑨スペシャルコース

※2週間〜1か月に1度、通っていただくことをおすすめします。

※Eはその都度のお支払いもできます。　※180分／24,000円のコースもあります。
※妊娠中・ペースメーカーをご使用の方にはご案内できません。

音響チェア

音響免疫理論に基づいてつくられた音響チェア。音が脊髄に伝わり体中の水分と共鳴することで、身体はポカポカ、細胞は元気に。心身ともにリラックスします。

A. 自然音Aコース　（60分）10,000円
B. 自然音Bコース　（60分）10,000円
C. 自然音A＋自然音B（120分）20,000円

お得な複数回チケットも！

3回チケット／24,000円
5回チケット／40,000円
10回チケット／80,000円＋1回無料

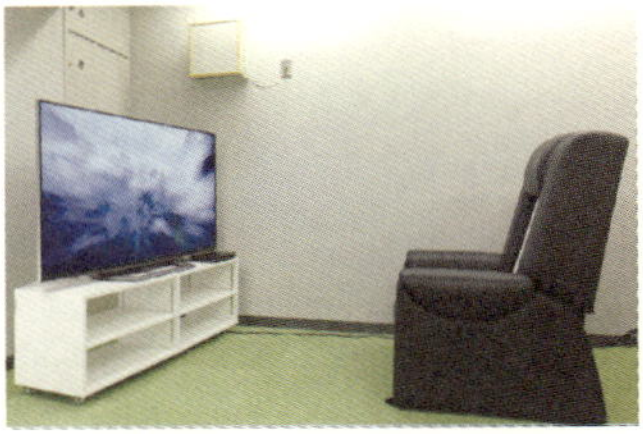

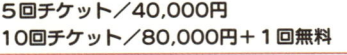

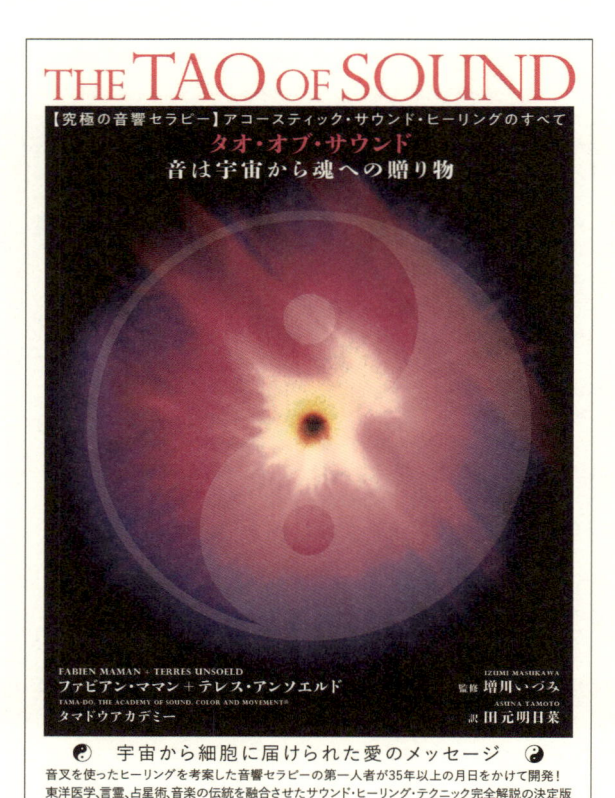

ヒカルランド　好評既刊！

増川いづみ関連本

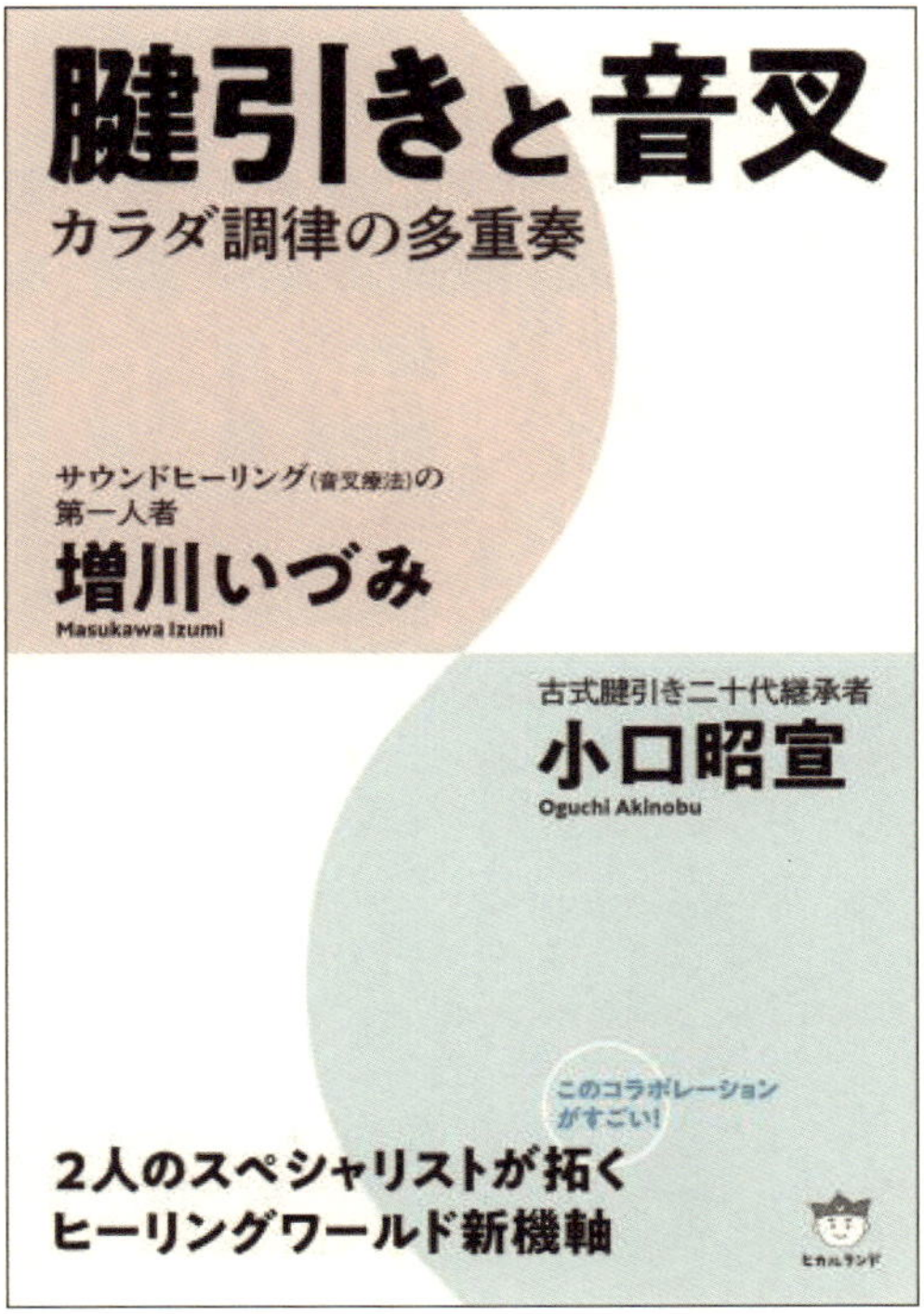

腱引きと音叉
カラダ調律の多重奏
著者：増川いづみ／小口昭宣
四六ハード　本体 1,800円+税

２人のヒーリングのスペシャリストが拓くヒーリングワールド新機軸！ ◎人体の腱は楽器の弦と同じ働きをしている ◎問診するところから調律＝施術は始まっている ◎自分の中心を整える528ヘルツの音叉 ◎自然の森の高周波で元気になれる ◎認可された薬だけが唯一の治療法ではない ◎宇宙が音で満ちているのはNASAの常識 ◎いい言霊を使えば免疫も上がる ◎異常な電磁波で異次元に繋がってしまう⁉

ヒカルランド　好評既刊！

増川いづみ関連本

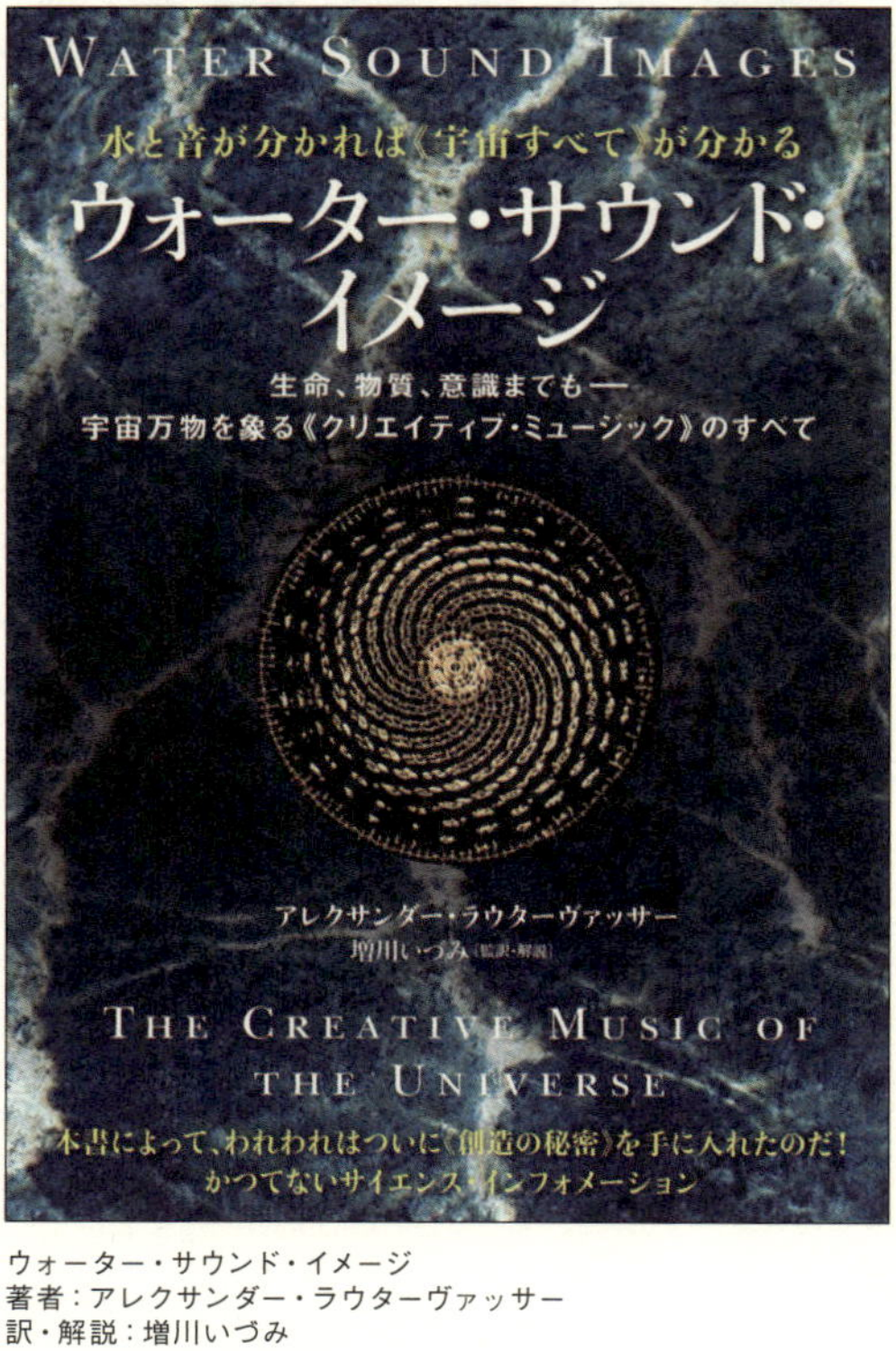

ウォーター・サウンド・イメージ
著者：アレクサンダー・ラウターヴァッサー
訳・解説：増川いづみ
A5ソフト　本体3,241円+税